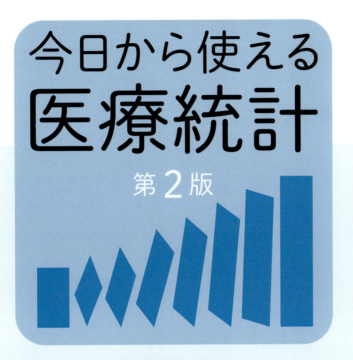

今日から使える
医療統計

第2版

新谷 歩
大阪公立大学大学院医学研究科医療統計学教授

【著者紹介】

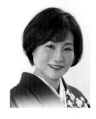

新谷 歩（しんたに　あゆみ）
大阪公立大学大学院医学研究科医療統計学教授
1991年奈良女子大学理学部数学科卒。96年米国イェール大学公衆衛生学部医療統計学修士号，2000年同博士号取得。01年から13年間米国ヴァンダービルト大学で生物統計家として勤務。14年大阪大学大学院医学系研究科臨床統計疫学寄附講座教授，16年大阪市立大学大学院医学研究科医療統計学教授，22年より現職。主な専門領域は，臨床試験を含む医学研究の統計解析全般。最近ではリアルワールドビッグデータを使用した研究なども数多く行っている。NEJM, JAMAなど，臨床研究のジャーナルに多数論文（約350篇）を執筆。12年ヴァンダービルト大学医学部でティーチングアワード賞を受賞。米国NIH推奨臨床研究支援ツールREDCapの日本への普及を目指して，日本REDCapコンソーシウムの代表を務める。22年9月に米国スタンフォード大学が発表した「世界で最も影響力のある研究者トップ2％」に生涯区分・単年区分両方で選出された。統計専門家のほかに，統計を使いこなせる医師の育成に尽力している。YouTubeでも講義内容を配信しており，登録者は1万5千人を超える。

今日から使える医療統計

発　　行	2015年4月15日　第1版第1刷
	2021年10月1日　第1版第9刷
	2025年1月1日　第2版第1刷Ⓒ

著　　者　新谷　歩
発行者　株式会社　医学書院
　　　　　代表取締役　金原　俊
　　　　　〒113-8719　東京都文京区本郷1-28-23
　　　　　電話　03-3817-5600（社内案内）
印刷・製本　双文社印刷

本書の複製権・翻訳権・上映権・譲渡権・貸与権・公衆送信権（送信可能化権を含む）は株式会社医学書院が保有します．

ISBN978-4-260-05758-5

本書を無断で複製する行為（複写，スキャン，デジタルデータ化など）は，「私的使用のための複製」など著作権法上の限られた例外を除き禁じられています．大学，病院，診療所，企業などにおいて，業務上使用する目的（診療，研究活動を含む）で上記の行為を行うことは，その使用範囲が内部的であっても，私的使用には該当せず，違法です．また私的使用に該当する場合であっても，代行業者等の第三者に依頼して上記の行為を行うことは違法となります．

[JCOPY]〈出版者著作権管理機構　委託出版物〉
本書の無断複製は著作権法上での例外を除き禁じられています．複製される場合は，そのつど事前に，出版者著作権管理機構（電話 03-5244-5088, FAX 03-5244-5089, info@jcopy.or.jp）の許諾を得てください．

第 2 版の序

『今日から使える医療統計』の初版刊行から，早いもので 10 年が経ちました。初版は，私が 20 年間過ごした米国で，母国を思いながら執筆した『週刊医学界新聞』の連載をまとめたものです。帰国後まもなく出版されたので，この 10 年の年月は私が日本で生物統計家として奮闘してきた 10 年と重なり，非常に感慨深く思います。

10 年という年月は，医療と統計の両分野において大きな変化をもたらしました。医療の現場では，電子カルテや画像診断システム，さらには健康保険のデータなど，扱うデータの量が飛躍的に増大し，その複雑さも増しています。さらに，ビッグデータや人工知能(AI)といった技術革新が急速に進み，データ解析の重要性がかつてないほど高まっています。データサイエンスが現代の医療における意思決定の中心となり，医療従事者が統計学を理解し，実践的に活用する力が，医療の質向上や臨床研究の発展において不可欠な要素となっています。

しかし，私が 10 年前に感じた日本の臨床研究を取り巻く環境，特に生物統計家の不足という課題は，現在も依然として深刻です。米国の大学病院では，臨床研究を支えるために数十人規模の統計家がチームを組んで支援を行っていますが，日本ではその数は非常に限られています。また米国では，私が教鞭をとったヴァンダービルト大学臨床研究修士コースのように医療従事者向けに医療統計学のみならず，疫学や臨床試験学を教える大学院も多くあり，このような教育格差などからも，臨床研究の数や質において大きな差が生まれている現状です。日本の臨床研究基盤の脆弱性はコロナ禍でも，顕著に表れたと思います。

新型コロナウイルス感染症の治療薬として世界で初めて承認されたレムデシビルの臨床試験は，米国立アレルギー感染症研究所(NIAID)の主導で 2020 年 2 月に開始され，2 か月間で 1,062 人の患者が登録されました。このような大規模臨床試験が迅速に行われたのも，米国には臨床研究基盤がしっかりとできていたからにほかなりません。諸外国との差を日々痛感しながら，私は日本の医療従事者が自ら統計学の知識を身につけ，臨床研究において医療統計学や疫学臨床試験学の知識をマスターすることが，今後ますます

重要になると考えています。

こうした背景のもと，本改訂版では，初版のコンセプトである「わかりやすく，実践的な医療統計学」を引き継ぎつつ，さらに充実した内容となるように加筆しました。具体的には，現代の医学研究に対応するために，5つの新たなトピックを追加しました。

1. リスク比やオッズ比，レートの解析

初版では，疫学研究で多く用いられるイベントデータの解析では生存率解析をご紹介しましたが，それに加え本改訂版では，疫学で非常に重要なリスク比やオッズ比，レートといった考え方について解説しています。

2. 回帰分析のメカニズム

多変量解析を行う場合，回帰分析が必要不可欠となりますが，回帰分析の使い方は関連書ではあまり解説されていません。本改訂版では，線形回帰を例にして，単変量解析と線形回帰の関連性や，交絡因子や効果修飾を回帰分析で考慮する方法についても説明しました。回帰分析をマスターすることで，単純なデータ分析から一歩進んで，複雑な関係を解析するスキルが習得できます。

3. 欠損値の補完

実際の臨床研究では，欠損値は避けて通れない問題です。本改訂版では多重補完法など，最近注目されている欠損値の補完方法を追加し，データの信頼性を高めるための手法を紹介しています。

4. 繰り返し計測したデータの分析

医薬品の開発時に行われる治験などでは，非常に多くの被験者を組み入れる必要がありますが，これは，死亡など1人につき1回しか計測できないアウトカムを用いているからです。実際の臨床現場では1人の患者さんから，繰り返し計測されて得られた検査値などのデータに基づき意思決定がなされているにもかかわらず，臨床研究ではこのようなデータを解析で使いこなせていません。正しい解析手法をマスターすることで，被験者間のデータの違いを考慮し，より少ない症例数でも，統計的有意差を検出できるように

なります。

5. ベイズ法

P値による解析手法は，統計学の世界ではその使いづらさが近年議論されています。より優れた解析手法として近年注目を集めているのが，ベイズ法を用いた統計学です。ベイズ法による新しい統計学の視点についてマスターすることで，よりフレキシブルな確率の考え方が身につきます。

統計は決して難しいものではなく，実践的なツールとして理解すれば，日常業務や研究の質を向上させる強力な武器になります。本書が，その道筋を照らす手助けとなることを願っています。

最後に，この10年の間に私を支えてくださったすべての方々，そして常に応援してくれている家族に深い感謝の意を表します。この改訂版が，日々患者さんの命を救うために奮闘している読者の皆様のお役に立つことを，心から願っています。

2024年12月

新谷　歩

初版の序

　『週刊医学界新聞』で「今日から使える医療統計学講座」の連載を書かせていただいてから早3年が経とうとしております。この間に私の人生には大きな変化がありました。日本の臨床研究が危機的な状況なので，是非帰ってきてほしいと言われ，20年間のアメリカ生活にピリオドを打ち日本へ戻ったわけですが，聞いていた通り，臨床研究を取り巻く過酷な環境に大変驚いています。わが国の論文数でみた国際順位では基礎研究の4位に比べ，臨床研究では30位と大きく後退しています。トップは基礎研究も臨床研究も私が20年統計家として暮らしたアメリカですが，1位のアメリカと30位の日本の臨床研究を取り巻く環境の違いを日々痛感しています。

　なかでも一番大きな違いは臨床研究を支える生物統計家がいないということです。アメリカの大きな大学病院では通常30〜50人態勢の統計家が一丸となって臨床研究をはじめから終わりまで密にサポートしているわけですが，日本ではその数が1施設に1人，2人といった程度です。最強の武器といわれる統計学を使いこなせる人材がわが国の医学研究分野で皆無に近いという事実を私たちはもっと真摯に受け止めるべきでしょう。その結果起こった医学アカデミアにおけるデータサイエンスの空洞化により，さまざまな倫理問題などが引き起こされたといっても過言ではありません。日本の大学では医療統計を教えている講座も極端に少なく，この現状はしばらく続くと思われます。生物統計家がほとんどいないわが国で，臨床研究をやり遂げるためには，やはり現場で臨床研究に携わる方々にすそ野の広い統計教育を行っていくしか道はないと考えております。

　本書の元となった『週刊医学界新聞』の記事も，私がウェブで配信しているビデオ講座でも，そんな気持ちを込めてお届けしております。講演先で出会う多くの方々は口々に統計は難しいといわれますが，決してそんなことはありません。統計とは皆さんの身近にある，ごくごく日常的に私たちが頭で考えていることを，データを使ってコンピュータに計算させているだけのことなのです。

　1つ例を挙げましょう。先日，日本に戻って半年ほどして健康診断を受けました。総コレステロールがちょっと高めだけど，HDLの値はとてもよい

し，血圧は正常，日本人は食生活も運動習慣も西欧人よりかなりよいので，特に薬はいらないでしょうというありがたい診断でしたが，もし私がアメリカ人で，高血圧，運動もしない車ばかりの生活をしていたとしたら，ちょっと危ないので薬が必要ですという診断だったかもしれません。これら一連の計算を一瞬でやってのけた主治医はさすがだなと思いましたが，実はこの思考こそが統計のブラックボックスといわれる重回帰分析で行っていることと全く同じなのです。

　この本を読んだ皆さんが，統計って案外簡単だと気づき，結局大事なのは臨床的なことがら，つまり何が患者さんにとって大事かということにほかならないことをわかっていただければ大変嬉しく思います。そしてそれを統計家よりよく理解している皆さんが解析を進めるうえでの中心人物であるべきだということに"納得"していただければ，著者として幸甚の至りです。

　最後に私を『週刊医学界新聞』へと導いてくださった医学書院の前野みさきさん，ありがとうございました。本連載の執筆を通して大変多くの方々と出会い，それが日本へ帰るきっかけとなりました。そして家事を後回しにしながら働いている私をいつも応援してくれている主人と2人の愛娘，20年前私を信じてアメリカに送り出してくれた両親に心からの感謝の意を込めて本書を捧げます。

平成27年2月

新谷　歩

目次

Lesson 1 統計の基礎知識─統計って何だろう 1

Excel を使ってデータセットを作成してみよう 1

データを記述してみよう 3

標準偏差の意味と計算の仕方，使い方 3

データの傾向をとらえる平均と中央値─いつ平均・中央値を使う？ 7

正規分布を取らない歪んだデータの記述の仕方 8

標準誤差はデータの記述ではなく，統計的な推測に用いられる 10

信頼区間 13

仮説検定─どうして「薬が効かない」からはじめるの？ 13

Ｐ値─出会いが運命？　ミラクルが起こる確率 15

信頼区間と P 値 17

標準偏差と標準誤差，信頼区間，どれを使うか？ 19

Lesson 2 同等性・非劣性の解析 23

同等性を示すにはどのような手続きが必要か 23

信頼区間を使って，同等性，非劣性を見てみよう 25

非劣性マージンをどう決めるか 27

信頼区間を用いた症例数の計算方法 28

Lesson 3 グラフの読み方・使い方 31

研究で一番よく使われる棒グラフ，比較の精度はわからない 35

棒グラフにエラーバーを付けてみよう 35

データの分布を表すグラフ 38

箱ひげ図の読み取り方 39

平均値の群間比較のエラーバーと P 値の関係 40

ix

Lesson 4 単変量統計検定の選び方 ⋯⋯⋯⋯⋯⋯⋯ 45

異なる検定で，異なる結果が出る。どうして？ ⋯⋯⋯⋯⋯⋯ 45

誤った解析結果は医療スキャンダル ⋯⋯⋯⋯⋯⋯⋯⋯ 46

Let's Try ―研究に適した統計手法を選んでみよう！ ⋯⋯⋯ 48

差をみるのか，相関をみるのか？ ⋯⋯⋯⋯⋯⋯⋯⋯⋯ 49

比較データは対応しているか？ ⋯⋯⋯⋯⋯⋯⋯⋯⋯⋯ 52

アウトカムは，連続変数，２値変数，順序変数，
　名義変数のいずれに分類できるか？ ⋯⋯⋯⋯⋯⋯⋯ 55

アウトカムが連続変数の場合，その分布は正規分布であるか？ ⋯ 55

比較群間で比較を行うとき，比較群の数は２つか，３つ以上か？ ⋯ 57

データの総数は？ ⋯⋯⋯⋯⋯⋯⋯⋯⋯⋯⋯⋯⋯⋯ 58

Lesson 5 リスク比，オッズ比，レート ⋯⋯⋯⋯⋯⋯ 61

リスクでは発生率を用いる ⋯⋯⋯⋯⋯⋯⋯⋯⋯⋯⋯ 61

割合とレート ⋯⋯⋯⋯⋯⋯⋯⋯⋯⋯⋯⋯⋯⋯⋯⋯ 62

比なのか差なのか ⋯⋯⋯⋯⋯⋯⋯⋯⋯⋯⋯⋯⋯⋯ 64

割合とオッズ ⋯⋯⋯⋯⋯⋯⋯⋯⋯⋯⋯⋯⋯⋯⋯⋯ 65

オッズ比はリスク比に比べて必ず１より離れた値を取る ⋯⋯ 67

そもそもなぜオッズ比なのか？ ⋯⋯⋯⋯⋯⋯⋯⋯⋯⋯ 69

Lesson 6 生存時間解析 ⋯⋯⋯⋯⋯⋯⋯⋯⋯⋯⋯⋯ 73

カプランマイヤー曲線の活用方法 ⋯⋯⋯⋯⋯⋯⋯⋯⋯ 73

累積生存率とリスク ⋯⋯⋯⋯⋯⋯⋯⋯⋯⋯⋯⋯⋯⋯ 75

打ち切りのデータは計算上どう扱うか ⋯⋯⋯⋯⋯⋯⋯⋯ 77

カプランマイヤー曲線で用いるパラメータ ⋯⋯⋯⋯⋯⋯⋯ 78

ハザードとは何か ⋯⋯⋯⋯⋯⋯⋯⋯⋯⋯⋯⋯⋯⋯ 79

比例ハザード性とは何か ⋯⋯⋯⋯⋯⋯⋯⋯⋯⋯⋯⋯ 80

目次

Lesson 7 交絡と多変量解析 ···························· 85

見せかけの相関 ······································· 85

リンゴとミカンを比べない交絡のコンセプト ················· 86

回帰分析手法の選択の仕方 ····························· 89

回帰分析で調整する説明変数はどう選ぶか？ ············· 93

交絡除去に対応できる症例数の確保を ··················· 94

Lesson 8 交絡と傾向スコア ·························· 97

疑似無作為化とは ····································· 98

傾向スコア逆確率重み法 ······························· 99

Lesson 9 症例数とパワー計算 ····················· 103

症例数を増やせばいつか必ず有意差が出る ············· 103

研究を始める前に知っておいてほしいこと

　　—解析プランはデータを見ずにすべて立てておく ······· 104

1 型エラーと 2 型エラー，無実の人が罪に問われるエラーと

　　真犯人が野に放たれているエラー ···················· 105

症例数計算に必要なデータ ··························· 107

さあ，症例数計算してみよう— EZR の使い方 ············ 108

アウトカムが生存，死亡のような 2 値変数の症例数の計算

　　— NEJM 研究例を用いて，さあトライ！ ·············· 110

よくある質問 ··· 111

Lesson 10 多重検定 ······························· 119

ボンフェローニの呪い ·································· 119

見過ぎによる出過ぎ？ ································· 119

比較群が多い場合の補正法（偽発見率法） ··············· 127

補正すべきか，否か，今でも高まる論争の行方は？ ········· 129

xi

Lesson 11 中間解析 ………………………………………………… 133

過剰な中間解析は誤った結果を導きかねない ……………… 133

「見過ぎによる出過ぎ」をいかに補正するか ……………… 135

中間解析について研究計画書に詳細な記載を ……………… 137

Lesson 12 無作為化比較試験(RCT)におけるデータ解析 …… 141

患者背景表に P 値は必要か? ………………………………… 141

無作為化の本当の意味─全体的なバランスをみる ………… 144

アウトカムのベースライン値は調整すべき? ……………… 145

Lesson 13 インターアクション(交互作用) ………………… 149

インターアクションを交互作用と理解するとわかりづらい ……… 149

Lesson 14 感度・特異度 …………………………………………… 159

解釈が難しい感度・特異度解析 ……………………………… 159

陽性的中率は検査の理由によってここまで変わる? ……… 162

診断検査ツールを検証する際のチェックポイント ………… 163

感度・特異度でよく使われる ROC 曲線 …………………… 166

あまり使えない ROC 曲線に代わる統計量 ………………… 169

Lesson 15 回帰分析のメカニズム ……………………………… 175

線形回帰とは ……………………………………………………… 175

スチューデントの t 検定は，説明変数が 2 値のカテゴリー変数の
線形回帰と同じ ……………………………………………… 177

ピアソンの相関検定は，説明変数が連続変数の線形回帰と同じ ……… 177

分散分析は，説明変数が 3 値以上のカテゴリー変数の場合の
線形回帰と同じ ……………………………………………… 179

目次

回帰分析では，説明変数を複数考慮できる（多変量解析） ·················· 181

Lesson 16 欠損値の問題 ···················· 187

データの欠損は情報エラーを引き起こす ·················· 187

情報エラーは起こってもバイアスにならなければ OK ·················· 187

情報エラーは比較群間で偏らなければバイアスにはならない ·················· 188

多変量解析による欠損値の問題 ·················· 189

データの欠損から起こる選択バイアス ·················· 191

そもそも実臨床データを用いた研究で欠損のないデータを
入力するのは無理 ·················· 191

欠損の 3 つのパターン ·················· 192

Lesson 17 繰り返し計測したデータの解析 ···················· 199

個体間のデータのバラつきと個体内のデータのバラつき ·················· 199

固定効果モデルと混合効果モデル ·················· 203

Lesson 18 統計学の新たな手法──P 値を用いないベイズ法 ······ 209

ベイズ法を用いた検査前後の確率のアップデート ·················· 210

頻度法を用いた確率計算 ·················· 215

ベイズ法を用いた臨床研究事例 ·················· 219

YouTube 動画リスト ·················· 223

索引 ·················· 230

xiii

コラム

確率が事実に変わる瞬間 ・・・・・・・・・・・・・・・・・・・・・・・・・・・・・・・・・・・・ 21

紅茶を飲み分ける女性 ・・・・・・・・・・・・・・・・・・・・・・・・・・・・・・・・・・・・・・ 22

世界のトップジャーナルにアクセプトされるまで ・・・・・・・・・・・・・・・ 48

米国のシラミ騒動で実感したデータの関連と確率 ・・・・・・・・・・・・・・・ 54

司法における1型エラーと2型エラー ・・・・・・・・・・・・・・・・・・・・・・・ 106

P値至上主義を撲滅すべき ・・・・・・・・・・・・・・・・・・・・・・・・・・・・・・・・ 117

ゲートキーピング法 ・・・・・・・・・・・・・・・・・・・・・・・・・・・・・・・・・・・・・・ 130

新型コロナウイルス感染症ワクチン開発で用いられたベイズ法 ・・・・・・・・・ 220

Lesson 1

統計の基礎知識
― 統計って何だろう

Excel を使ってデータセットを作成してみよう

いざ，統計解析を勉強しようと思ったときに，「はて，集めたデータをどうやってパソコンに入力するんだろう」と，立ち止まってしまう人も多いのではないでしょうか．多くの人は Excel 統計を使って解析しようと思われるかもしれませんが，私は統計解析は JMP や R（EZR），Stata などの統計専用ソフトを用いることを断然お勧めします．データセットは Excel で作っても問題ありません．統計解析の第一歩となるデータベースを，Excel を使って作成してみましょう（図1-1）．

まずは Excel のそれぞれの行が1人ひとりの患者さんのデータになるように入力をしていきます（表1-1）．各列の縦のデータを変数と呼びます．年齢，体重や身長といったデータを連続変数，性別などはカテゴリー変数と分類します．研究データには個人情報は決して入れられないので，研究 ID で管理

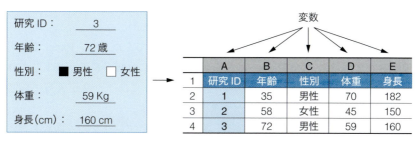

図 1-1 研究データを Excel に入力する
個々の被験者のデータは行で入力する．

表 1-1　Excel 入力の悪い例とよい例

悪い例

	A	B	C
1	研究 ID	3 か月目の体重(kg)	身長(cm)
2	1	70 kg	182 cm
3	2	45 kg	150 cm
4	3	59 kg	160 cm

よい例

	A	B	C
1	研究 ID	体重 _3mo	身長
2	1	70	182
3	2	45	150
4	3	59	160

します。1 列目は通常，研究 ID を入れます。これは 1 人ひとりの被験者固有の番号であり，同じ ID を別の被験者が共有することはできません。Excel の一番上の行には，変数名が入ります。**変数名は数字では始めない，スペースを入れない，「(＋＊＄」などのシンボルを用いないなどの注意が必要です。**どうしても用いたい場合，ピリオドや下線は OK です。

「身長 180 cm」のように，データに文字を含んでしまうと足し算引き算などの算術計算ができなくなりますので，cm などの単位はあらかじめ決めておき，入力データに含めないようにしましょう。性別などカテゴリー変数の自由記載は NG です。自由記載による表記ゆれがあると，集計時に別のカテゴリーとみなされるので，集計が大変困難になります。

1 人の被験者が 2 つ以上のカテゴリーを選択可能な場合，例えば複数の薬剤を 1 人で使用している場合，1 つの変数に 2 つ以上の情報を入れると解析できなくなります。例えば，抗がん剤，降圧薬，血糖降下薬など，あらかじめ選択されるであろうカテゴリーについては，それぞれ個別に変数を作成しておき，「あり」「なし」と入力するとよいでしょう。

基本的に，1 行に 1 症例のデータのみを入力してください。Excel では男性のみなど，部分集団のデータを空いている箇所にコピー＆ペーストしたりしますが，それはやめてください。データセットにはグラフが入っていると，統計ソフトに読み込むことができなくなります。

複数のシートが含まれている場合，統計ソフトにデータを読み込むときにシート指定が必要になりますので，原則，Excel の 1 ファイルにはデータセットを 1 シートで作成してください。

Lesson 1 統計の基礎知識 ― 統計って何だろう

最も重要な点として，氏名，カルテ番号，保険番号，住所，メールアドレス，電話番号などの個人情報は，研究用のデータセットに絶対に入れないでください。研究データは ID で管理し，個人情報と研究 ID を紐づける対応表を作成し，施錠した安全な場所に保管する必要があります。

データを記述してみよう

データセットを作成したら，どんなデータが集まったか，早速データの中身を見てみましょう。データの中身を表すことを「データの記述」と呼んでいます。年齢や体重，身長など連続変数の記述では，データの代表値として平均を用います。しかし，平均だけではどんなデータが入っているか十分に伝わりません。例えば A 町のサッカーチームの 10 人の男子の平均身長が 140 cm，B 町の 10 人のチームも同じ平均身長だったとします。A 町では 120〜160 cm までさまざまな身長の男子がいますが，B 町は全員の身長が 140 cm だとします。2 つのチームの身長のデータはかなり異なりそうですね。平均のみで表すことはできません。ここでデータのバラつきを表す指標が必要になります。データのバラつきは標準偏差（standard deviation：SD）で表します。

標準偏差の意味と計算の仕方，使い方

この SD について，その意味と使い方を知っている人は意外に少ないのです。以下の例題から SD について見ていきましょう。

例題

標準偏差と標準誤差はどう使い分けるのですか？

以前の私の授業での話です。

アメリカ人の研修医に，「**標準偏差って何か説明してください**」と聞いたところ，「データのバラつきを表すものです」との答えが返ってきました。

「じゃあ，どうやって計算するの」と私。

「統計上の何か意味がある方法で……えっと……」と研修医。

3

表1-2　無作為化比較試験の患者背景

	コントロール群(105人)	介入群(112人)
平均年齢(歳)(標準偏差)	57(11)	**54(13)**＊
女性の人数(%)	59(56%)	63(56%)
黒人の人数(%)	62(59%)	78(70%)
平均年収(2万ドル未満)	78(74%)	77(69%)
高卒以下の人数(%)	79(75%)	80(71%)
BMI(kg/m²)	34(8)	35(9)
糖尿病歴(年)	9(9)	8(9)

＊約95％の被験者の年齢は54±13×2＝28〜80歳の範囲に入る。

(Rothman RL, et al : Influence of patient literacy on the effectiveness of a primary-care based diabetes disease management program. JAMA 292 : 1711–1716, 2004 より)

「それではその使い方は？」とさらに詰め寄る私。

「……」その研修医は絶句してしまいました。

　皆さんはどうでしょうか？　ほとんどすべての論文に出てくる標準偏差ですが，その使い方を理解したうえで使っている人はどれくらいいるのでしょうか？　表1-2 はある無作為化比較試験(randomized controlled trial：RCT)の患者背景です[1]。介入治療を受けた112人の被験者の平均年齢は54歳でした。この表では年齢は平均(標準偏差)で表されていますから，標準偏差は13ということになります。これは無作為化比較試験で必ず目にする表ですが，SDには一体どういう意味が隠されているのでしょうか？

SDは平均とともに用いられ，集めてきたデータのバラつきを示す

　SDは各データから平均までの距離(図1-2 の矢印の長さ)の平均として計算されます。112人の中には20歳の人もいれば80歳の人もいます。20歳と平均年齢である54歳との差は34歳，80歳の人であれば差は26歳です。この差の平均として計算したものが標準偏差です。実際には各人の年齢から平均年齢を引いたものを2乗してその平均を計算し，ルートを取って2乗

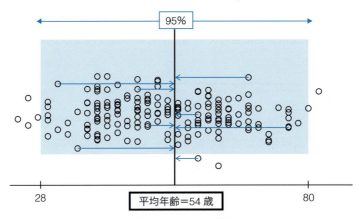

図 1-2 データから平均までの距離で表される標準偏差
約95%の被験者の年齢が 54±13×2 ＝ 28〜80 歳の範囲に入っている。

を外して計算するので，実際の平均とは少し値が異なります。それでもイメージ的には SD とは「各データから平均までの距離の平均」と理解してよいでしょう。

SD の使い方は，「大多数(大体 95% くらい)の被験者の年齢が，平均からプラスマイナスで SD の約 2 倍の範囲(28〜80 歳)に入る」となります。そう説明すると先ほどの研修医は，なるほどと頷いてくれました。

この 95% のデータの範囲から外れた値を**外れ値**と呼ぶことができます。つまり，80 歳超または 28 歳未満の被験者の年齢は外れ値と考えられます。しかし，外れ値だからといって解析から外してよいわけではありません。**データが明らかに測定ミスなどの間違いだった場合を除いて，データの削除は絶対に避けてください**。また削除したときは，どのデータをなぜ削除したかを必ず論文に表記する必要があります。

話を戻しますが，このように SD は，「この研究には一体どんな人が入っていたのだろう」というデータの記述に用いられます。表 1-2 で同様に介入群の BMI の平均 ±SD×2(35±9×2)について計算すると，95% の被験者の BMI は 17〜53，また糖尿病歴は平均 ±SD×2 が 8±9×2 なので，−10 年〜26 年の間に入ると理解できます。あれっ，おかしいですね，−10 年なんて，どういうことでしょう。年数にはマイナスなんてないじゃないですか。

実は，このような**平均からSDの2倍の範囲に95％のデータが入る**というのは，データが正規分布に並んでいるときにのみ成り立つのです。

> ➡ Point
> - SDは平均とともに用いられ，データのバラつきの度合いを示す。
> - データが正規分布に従うとき，約95％のデータは平均±2×SDの中に入る。

正規分布とはテストの点数など，平均点近くの人の数が一番多く，0点や100点に近づくほど人数が少なくなり，釣鐘や富士山の形のようにその分布が左右対称になっているデータの分布をいいます（図1-3）。年齢，BMIなどは比較的正規分布を取ることが多い変数ですが，入院日数，病歴年数などの時間を表すもの，入院費用などのコスト，投薬量，マーカー値などの医学的，生物学的なデータはほとんど正規分布を取りません。このような数値はマイナスにはならず，ほとんどの人が低い値を取りますが，少数ではあってもかなり大きい値を取る人もいるのでデータの分布は左右対称にならないのです。**つまり医学的なデータでは平均，SDを用いてのデータ記述は少々無理があるようです。**

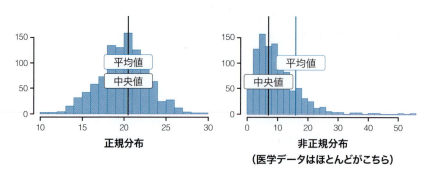

図1-3　正規分布と非正規分布

Lesson 1 統計の基礎知識 ― 統計って何だろう

データの傾向をとらえる平均と中央値
―いつ平均・中央値を使う？

　平均は，集めてきたデータの特徴を示す代表的な数値として最もよく使われる数値です。中央値はメジアン（英語ではミディアンと発音します）と呼ばれ，平均と並んで最近よく論文などでみかけるようになりました。いつ平均を使い，いつ中央値を使うのかという質問をよく耳にします。

　Q1 それでは次の例で，平均と中央値を計算してみましょう。
　　　炎症マーカーである CRP（C-reactive protein）の値が 10 人の患者さんのうち，9 人が 0.5（mg/dL）であるとします。残り 1 人の CRP の値は 15.5 です。

　　A1 ························· 平均：$\dfrac{0.5 \times 9 + 15.5}{10} = 2$

　　　　　　　　　　　　　　　　　　　中央値：0.5

平均は外れ値によって結果が左右される

　この 10 人の CRP の平均は 2 となります。CRP の場合 0.5 は軽い炎症を表し，2 は中程度以上の炎症を表すので，最後の 1 人が入るか入らないかで意味合いがこれほど変わるとはちょっと問題ありですね。最後の 1 人の CRP 15.5 は明らかに外れ値です。このように，**平均は外れ値によって結果がかなり左右されることがあります**。皆さんがよく用いるスチューデントのt 検定，分散分析（ANOVA），線形回帰モデルなどは平均を比較する解析なので，その結果は外れ値に影響されるため注意が必要です。

中央値は外れ値によって左右されない

　これに対して中央値は，CRP の一番低い値の人から高い値の人まで順に並べて，ちょうど真ん中の人の値を指します。10 人のうち 9 人の CRP の値は 0.5 なので，真ん中の人の CRP の値は 0.5 となります。この場合 CRP の一番高い人の値がいくら高くても中央値は 0.5 から変化しないことがわかり

7

ますか？　クラスで背の低い子から高い子までずらっと並べて，一番背の高い子の身長が150 cmでも170 cmでも，ちょうど真ん中に並んでいる子の身長が変わらないのと同じです。つまり**中央値は外れ値によって左右されない**という性質をもちます。

正規分布を取らない歪んだデータの記述の仕方

　CRPのような検査値や医療費，入院日数など，**医学における多くのデータは正規分布に従いません**。多くの人の値が比較的低い値に集中している一方，値のかなり高い人も稀にいるような歪んだ分布を取ることが多いためです。このような分布を非正規分布と呼びます。医学のデータのように最頻値が比較的小さい値を取るのに対して，非常に大きな値を取るような歪んだデータでは平均値が外れ値に引っ張られ，中心より大きな値を取ってしまいます。そのため，平均を使ってデータの特徴を表すと，先ほどのCRPの例のように誤解を招くことになります。**このような歪んだデータの傾向を表すときは，中央値を用います。そしてデータのバラつきには四分位範囲を用います。**

四分位範囲とは何か

　四分位範囲(inter-quartile range：IQR)とは100人の患者さんをCRPの小さい順に並べたとき，最初から25番目，75番目の人のCRPの値で示される範囲のことです。例えば最初から25番目の人の値が0.3で75番目の人の値が0.9だとすると，四分位範囲は0.9から0.3を引いた0.6とするのが正しい方法です。しかし，0.6とだけ記述するとそれが0.2～0.8で表される範囲なのか，0.3～0.9で表される範囲なのかわからないため，[0.3～0.9]とそれぞれの値を示して範囲を表すほうがよいと思います。中央値はデータの分布によって影響を受けないことから，ノンパラメトリックな(分布を想定しない)統計量ということができます。逆に平均はデータが正規分布のように左右対称な場合にのみ中心の値と一致するので「分布を想定する」パラメトリックな指標と考えられます(パラメトリック，ノンパラメトリックの詳細はLesson 4参照)。

Lesson 1　統計の基礎知識 — 統計って何だろう

各変数の分布を見てから，平均と標準偏差を用いるか，中央値と四分位範囲を使うのか決めるの？

　上記のような質問をよく耳にしますが，データが正規分布のときには中央値は平均と一致するので，すべての変数を中央値と四分位範囲で表記しても問題はなく，私がかつて所属していたヴァンダービルト大学の生物統計学部では，学部で使用が推奨されている解析プログラムにはあえて平均や標準偏差が外されていたのを記憶しています。私の研究論文では，データの記述にはほとんどの場合**中央値**と**四分位範囲**を用いるようにしています。

　表1-3 は 2008 年に Lancet から発表した論文で，無作為化比較試験の介入群，コントロール群それぞれの患者背景を示しています[2]。コントロール群の年齢の中央値は 64 歳で四分位範囲は 51 歳と 75 歳です。このことから，168 人の被験者のうち 1/4 の人の年齢が 51 歳以下，真ん中が 64 歳，1/4 が 75 歳以上というように簡単に理解できますね。

カテゴリーデータの記述

　カテゴリーデータの記述の場合は，％の計算は，各群内が 100％になるように計算します。例えば，介入群 167 人中女性は 77 人でそれは 46％に当たるという具合です。

　女性が 46％であれば男性は自動的に 54％と決まるので，スペースを省略したい場合などは女性のみの数を記載するだけで構いません。

表1-3　無作為化比較試験の患者背景

	介入群（167 人）	コントロール群（168 人）
年齢中央値[IQR]	60[48〜71]	64[51〜75]
女性の人数（％）	77（46％）	83（49％）
APACHE Ⅱ スコア中央値[IQR]	26[21〜33]	26.5[21〜31]
SOFA スコア中央値[IQR]	9[6〜11]	8[6〜11.5]

〔Girard TD, et al：Efficacy and safety of a paired sedation and ventilator weaning protocol for mechanically ventilated patients in intensive care（Awakening and Breathing Controlled trial）：a randomized controlled trial. Lancet 371：126–134, 2008 より〕

9

標準誤差はデータの記述ではなく，統計的な推測に用いられる

　標準誤差(standard error：SE)は SD とよく混同されがちですが，**SD が患者背景のようなデータの記述をするのに用いられる一方，SE は集められたデータを使って，もっと大きな集団のデータはどうなっているかという，統計的な推測に用いられます。SE は統計的な推測を行う場合の推測の精度を表すのに用いられ**，統計的意味合いもその用途も，SD とははっきり異なります。

　SD と違って SE の説明には少しややこしい話をしなくてはなりません。ちょっと我慢して聞いてくださいね。新薬を投与した 100 人の患者さんで投薬前と投薬後で炎症マーカーである CRP 値がどう変化するか調べた研究を例にして，データの記述と統計的な比較の違いを説明しましょう。投薬前と比べて，投薬後は CRP 値が平均で 3 減少したとします。すでに集めてきた 100 人の患者さんにおける(すでに起こってしまった過去の)データの中で，何が起こったかを調べることを「データの記述」と呼びます。**実際にデータを取られたこの 100 人**で平均的にこの薬が効いたかどうかという判定には，P 値など統計的検定は必要ありません。この 3 という値が医学的に意味のある差であるのなら，この 100 人には薬は効いたと判断できるでしょう。集めてきたデータで何が起こったかを記述すること，これを**記述統計(descriptive statistics)**と言います。しかし，このようなデータの記述だけで通常皆さんの研究は終わりませんね。そうではなく皆さんは，この 100 人のデータをもとにして，実際にデータを取ってきていないもっと大きな集団においても，この薬を使った人は誰でも効くのかどうかを判断しようとしているはずです。

　このような解析を**統計的推定(statistical inference)**と呼び，確率を用いて推測します。でも，こんなたった 100 人のデータをもとに一体どうやって日本全国で，または全世界でこの薬をまだ使ったことのない人が使ったときに効果があると言い当てることができるのでしょうか？　ここで不思議だと感じた人は統計的センスがかなりありますね。自分の集めてきた，たった 100 人のデータが一体どうして急に「この薬を使った人は誰でも効く」というような大それた結果につながるのでしょうか。ここに思考の飛躍があり，そ

の飛躍の橋渡しとなるのが**中心極限定理**です。そしてその中心極限定理の立役者となるのが **SE** なのです。

中心極限定理

それではここから**中心極限定理**の説明をします。これは統計理論上の話で，現実ではちょっと考えられない話ですが，想像力を働かせて聞いてください。

皆さんのような研究者が無数に存在し，それぞれの研究者が日本全国から無作為に集めた 100 人の患者さんに先ほどの CRP の例で使われたのと同じ薬を投与し，その前後での炎症マーカーの CRP 値が改善するかどうかを調べたとします。すると，ある研究では CRP の変化量の平均は 5 だったり，別の研究では 13 だったりと研究者の数だけ違った平均値が出てきますね。この無数にある平均の分布を思い描いてみてください。集めたデータが正規分布に従っていなくても**症例数**(この研究の場合は 100)**が多くなればなるほど，この平均の分布はどんどん正規分布に近づく**というのが**中心極限定理**です(図1-4)。その分布の中心の値が，日本全国でこの薬を使った人全員から仮にデータを取れたらどうなるか，という真の値を中心とした平均の分布の(真の値からの)バラつきの指標が **SE** なのです。

皆さんが行っているような研究を無数の研究者が行っているわけではないので，この中心極限定理とはもちろん理論上の話です。もしそのような分布が存在するとすれば，**その架空の分布のバラつきは，実際に観測されたデータから計算した SD を症例数のルートで割ったもので推測できることが理論上明らかにされているものであり**，その架空の分布のバラつきを **SE** と呼んでいるのです。このデータの場合，100 人の被験者から取ってきた CRP 値の SD が 5 だったとします(皆さんは SD は何かもうわかっていますよね)。SE は 5 を $\sqrt{100}$ (つまり 10)で割って 0.5 と計算できます。症例数が 1 万人であれば，SE は $\sqrt{10,000}$ (つまり 100)で割って 0.05 となるので，SE は症例数が多くなればなるほど小さくなることがわかりますね。**症例数が多くなればなるほど観測されたデータの平均は真の平均にどんどん近くなり，SE が小さくなるので比較の精度が増すことになります**(図1-4)。

それでは SE はどのように使われるのでしょうか？　先ほどの架空の分布，

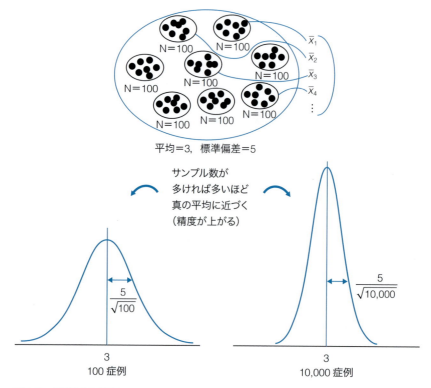

図 1-4 平均値の分布

つまり皆さんのような研究者が無数にいて，同じような研究を行った場合，治療の前後での CRP の変化量の平均が無数にあり，その多く (95%) が真の平均から SE の 2 倍の範囲に入る，と解釈できます．症例数を 100 人として，さあ，計算してみましょう．

$3 \pm 2 \times 5/\sqrt{100} = (2, 4)$．

あれっ？　そもそも 3 って，得られたデータの平均であって，真の値ではないですよね．真の値は神のみぞ知る値ですから，ということは真の平均から SE の 2 倍の区間なんて元々計算不可能というわけです．

Lesson 1　統計の基礎知識 — 統計って何だろう

信頼区間

　この計算不可能な区間に代用するものとして，**真の値が入るであろう区間を得られたデータの平均と SE で置き換えて計算した**のが信頼区間（confidence interval：CI）です。信頼区間，特に **95％の信頼区間は「得られたデータの平均から SE の 2 倍」**の範囲で計算します。95％を用いるのは，薬が効いたかどうかを判定するのに P 値が 5％より小さいということからくるわけで，P 値の判定を 1％で行うならば 99％の信頼区間を用いることになります。通常は 5％で判定するので，本書では特に記載のない場合を除いて信頼区間は 95％を用いると考えてください。先ほど出てきた $3 \pm 2 \times 5/\sqrt{100} = (2, 4)$ は 95％の信頼区間です。一般的には，この信頼区間の解釈は真の平均が $(2, 4)$ の範囲に 95％の確率で入っていると解釈されることが多いのですが，専門家からは「それは間違っている」と言われます。なぜかって？　真の平均はすでに決まって存在している値なので，確率という概念に属さないのです。チョークはもう落ちていますから確率ではないのです（コラム，p21 参照）。じゃあ何が確率なのか，それは私たちのデータのほうです。無数の研究者が同じような研究を行った場合，研究の数だけ信頼区間は存在します。例えば，ある研究では減少の平均が 5（SD 10，症例数 100）であれば信頼区間は $(3, 7)$ となるし，別の研究では 13（SD 10，症例数 100）とすると信頼区間は $(11, 15)$ となるように，平均同様に研究者の数だけ信頼区間が出てきますね（図 1-5）。

　そのような無数に存在し得る信頼区間のうち，「真の平均を含んでいるものが 95％（100 個のうち 95 個くらい）くらいはある」というのが専門家の信頼区間に対する説明です。実際に信頼区間を説明するときはこんなまどろっこしいことをいちいち言っていられないので，皆さんにはその使い方を押さえてもらえればいいと思います。その使い方はのちほど説明します。

仮説検定―どうして「薬が効かない」からはじめるの？

Q2 ある薬が効くことを証明したい場合，あなたならば次のどちらのやり方で証明しますか？
　Ⓐ 薬は効くという仮説**が正しいことを**証明する。
　Ⓑ 薬は効かないという仮説**が間違っていることを**証明する。

13

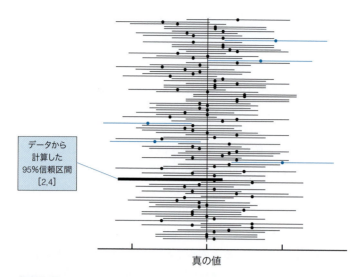

図1-5 信頼区間のイメージ図

無数に存在し得る信頼区間のうち，真の値を含んでいるものが95%（100個のうち95個くらい）くらいはある。

　通常，科学的仮説の証明法には**B**を用います。薬が効くことを証明したいときに「あえて薬が効かないならば」という**帰無仮説**から話を始め，この「効かないという帰無仮説」が間違っていることを証明する（棄却する）ことで，薬が効くことの証明ができたと話をもっていきます。どうしてそんなまどろっこしいことをするのでしょうか？　このように帰無仮説を棄却するというやり方は医学研究のみならず科学のすべての分野でも用いられている方法です。どうして直接，薬が効くことを証明しないのでしょうか？
　それでは，水は100℃で沸騰することを証明する研究を例に取って説明してみましょう。

　A2 ･･･ **B**

Q3 水が100℃で沸騰することを証明したい場合，あなたは次のどちらの方法で証明しますか？
　Ⓐ 水は100℃で沸騰するという仮説**が正しいことを**証明する。
　Ⓑ 水は100℃で沸騰しないという仮説**が間違っていることを**証明する。

Lesson 1　統計の基礎知識 ― 統計って何だろう

　「水は 100℃で沸騰する」という🅐の仮説を証明するために，水をまず東京で沸かしてみました。東京でも，兵庫でも，沖縄でも水は 100℃で沸騰しました。これでエビデンスは十分でしょうか？　まだ足りない？　それでは，大阪で，高知で，札幌でも水を沸騰させました。これで十分でしょうか？いいや，まだまだ。それじゃ長野の高原で沸かしました。水は 98℃で沸騰しました。この長野の 1 つのエビデンスで水は 100℃で沸騰するという🅐の仮説は棄却され，次に仮説をより進化させて，水の沸点は 100℃でなく，高度によっても変化するという新しい仮説に変え研究は続行されたのでした。

　このように仮説を棄却するのは 1 つのエビデンスで済みますが，🅐のように仮説が正しいことを証明するにはエビデンスはいくらあっても足りないのです。ですから仮説は正しいと示すより間違っているとして棄却するほうがずっと楽なわけです。この仮説を棄却するエビデンスとして使われるのが P 値です。

　A3 ·· 🅑

P 値―出会いが運命？　ミラクルが起こる確率

　P 値が 0.05 未満であれば帰無仮説を棄却し，0.05 以上であれば棄却しないといった考え方がよく用いられています。P 値とは，現実には薬に全く効果がないにもかかわらず，あたかも効果があるような結果になってしまう**間違いの確率**のことです。言い換えると，薬に効果がないのにまぐれで差が出るまぐれ当たりの確率です。薬に全く効果がない場合，薬を投与された群とされない非投与群の差は 0 になるはずですが，サンプルは無作為に集めてくるので，「たまたま」大きな差が観察されることがあるのです。

早起きする長女

　この「差がないのに」たまたま偶然に差が観察される確率である P 値は，実は私たちが日常的に使っている概念です。例えば，私の娘たちは小学生の頃学校に行くのが遅刻寸前になっていたのですが，ある日長女がいつもより 30 分も前に起きて支度を整えました。「何もないのにうちの子がこんなことをするなんてミラクルだ（＝確率は皆無に近い，P ＜ 0.0000001）。だから，

15

何かあるに違いない」というのが夫の仮説でした。案の定，その日はクラスみんなで朝8時からお菓子を作ることになっていたようです。「何もないのに」という帰無仮説は棄却され，「何かあるに違いない」と言った夫の予想が当たっていたようです。

　同様に考えると，新薬と既存薬の効果を比べる場合に，P値が0.0000001くらい小さかったとしましょう。「この薬は本当は効果がないのにこんな差が出るなんてミラクルだ（あり得ない！），つまりこの薬は効くに違いない（有意差がある）」といった具合になります。このミラクルが起こる確率が5%を下回ると違いがある科学的な証拠（エビデンス）として認めてもよい，という慣習に従い，**多くの研究では「P < 0.05」で有意差を判定しています。**

　皆さんもちょっと人生を振り返ってみてください。人生の節目でこんなミラクルP値を計算したことはないですか？　「君との出会いは運命に違いない，だって運命でないなら，僕たちが出会って恋をするなんて確率は1億分の1くらいだよ，この広い世界で僕たちが出会う確率は……」なんてどこかで言った記憶はないでしょうか？

　残念ながら私は夫からそんな言葉は聞けなかったのですが，あるとき，人生の師と尊敬している方に，「×× さんと出会えたなんて，絶対運命ですよね，だってそんな確率なんて……」と言いかけて，「ええーっ，これがP値なんですよ」と叫んだ覚えがあります。そして統計とは全く縁のない人生の師にP値についてしゃべりまくってしまったのです。彼女はP値の概念を，今まで統計を講義した私のどの学生より理解してくれたみたいでした。さあ，皆さんも次のLessonを読む前に，こんなミラクルの確率に今まで出会っていないか，ちょっと考えてみてください。統計の考え方とは，実は皆さんがすでに日常いろんな場面で遭遇している考え方なのです。そう考えるとなんだか楽しくなってきませんか。

　医学研究ではこのミラクルが起こる確率，P値が5%よりも小さければ，偶然違いが出たわけではなくて，この薬には実際に効果がある，統計的有意差が出た，科学的エビデンスが取れた，とするのですが，出会いが運命かどうかは5%ではあまり納得できませんよね。「この広い世界で僕たちが出会う確率は3%」と言われてもピンときませんよね。それと同様に，皆さんも5%で自分は納得できないと言っても構わないわけです。特にP値が1つの論文で山のように出てくる場合，そのうちのどれかはまぐれ当たりかもしれません。

この続きは多重検定の Lesson で詳しく説明します(Lesson 10, p119 参照)。

> **➡ Point**
> • P 値が 0.05 以上＝差がないわけではない。

信頼区間と P 値

　P 値が 0.05(5%)より小さければこの薬は有意差をもって効く，P 値が 0.05 以上であれば効かない，と研究のよし悪しを決定づけてしまう P 値ですが，実は P 値には症例数次第でどうとでもなるという非科学的な落とし穴があります。つまり，**症例数が多ければ臨床的に無意味な差でも有意となり，少なければ臨床的に意味のある差でも有意差が出ない**というケースが多々あるのです。P 値が 0.06 だったせいで新薬が認可されず，その薬を待ち望んでいた患者さんの手に届かなかったなどという例はよくありますが，研究参加者があと 3 人多ければ P 値は 0.048 になったかもしれないのです。

　一方で「リアルワールドビッグデータ」と呼ばれる電子カルテデータやレセプトデータなどのように，既存のデータベースを用いた研究では症例数が 1000 万人を超えるようなものもあり得ます。症例数が多いとどんなに小さな差でも有意になるので，このような大規模なデータでは P 値が 0.001 よりも小さいことは計算しなくてもわかります。有意差が出たといっても，So what?(それがどうかした?)と言われそうですね。

　新しい薬剤を使って CRP の値が平均で 0.1 減少しました，そしてその P 値は 0.001 で有意差がありました。いかがですか?　本当にこの薬を使ってみようと思いますか?　臨床的に意味のない差に，統計的な有意差を付けてもしょうがありませんね。このように皆さんも P 値に踊らされてはいませんか?

　それではここで問題です!

Q4 A 社が作った薬は症例数が 100 人で既存薬と比べて P 値が 0.048，B 社が作った薬は症例数が 1,000 人で既存薬と比べて P 値が 0.02 だったと

します。あなたならどちらの会社の株を買うでしょうか？

A4 「えーっと，P値が小さいほうがエビデンスが強いのだから，P値が小さいのでB社」と思った人はちょっと待ってください。症例数が1/10なのにP値が0.048ということは，A社が作った薬のほうが効果がより大きく出ているという見方もできますね。ということで私ならA社の株を買います。

つまりP値とは薬の効果と症例数の両方がかかわってくるので，効果の小さい薬なのに症例数が多いから有意差が出たのか，症例数が少ないのに効果が大きく有意差が出たのかわからないという欠点があります。

そんなときに活躍するのが先ほどの「95％信頼区間」です（図1-6）。先のCRPの例では，投薬後のCRPの減少量の平均が3で95％信頼区間が $3±2×5/\sqrt{100} = (2, 4)$ だとすると，信頼区間に差がないという値(0)を含まないので有意差あり，含めば有意差なし，と判断できます。それでは症例数が10人だとどうでしょうか？ 95％の信頼区間は $3±2×5/\sqrt{10} = (-0.16, 6.16)$ となりますから信頼区間がずっと大きくなりました。大きくなった信頼区間によって平均の推測の精度が悪くなり「差のない値である0を含むくらい大きくなってしまったので」，CRPの平均減少量は3と変わらなくても，有意差が出なくなったのです。

信頼区間を示すと，P値が5％より小さいかどうかはわかるので，いくつかの学術誌では，何年か前までP値を排除し95％信頼区間のみを使うよう

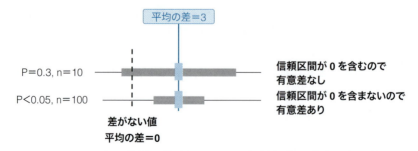

図 1-6 95％信頼区間，症例数(n)が小さいと信頼区間が大きくなり有意差が出にくい

Lesson 1　統計の基礎知識 ─ 統計って何だろう

に指示していたこともありましたが，P値の解釈はわかるけど，信頼区間の解釈がわからないという読者も多いので，現在では併記するのが一般的です。例外として，**同等性を検討する研究の場合はP値ではなく信頼区間を用いて判断することが義務付けられています**。これは，同等性の検証で大きなP値が観測された場合（通常はP＞0.05），本当に差がないことを示しているのか，症例数が少ないだけなのか，判断がつけられないためです。差がなければ信頼区間は狭くなり［例：差の信頼区間＝（−1, 1）］，症例数が少ないことが理由であれば信頼区間が広がります［例：差の信頼区間＝（−10, 10）］。どちらの信頼区間も0を含んでいるのでP値は5％より大きくなりますが，同等性を示す場合は高い精度をもって（狭い信頼区間で）差がないと言う必要があるので，同等性のエビデンスにはP値ではなく信頼区間を使います。詳しくは同等性のLessonをご覧ください（Lesson 2，p23 参照）。

> **➡ Point**
> ・95％信頼区間に差がないという値（0）を含まない＝P値＜0.05

標準偏差と標準誤差，信頼区間，どれを使うか？

論文を書くとき，集めたデータのバラつきを表すSDは患者背景など，論文でよく「Table 1」として記載されているデータの記述説明に適しています。SEは平均±SEだと約67％の信頼区間となり誤解を招くので，P値に直接関連する平均±2×SEで表される95％の**信頼区間**を使います（**表1-4**）[3〜5]。

> **➡ Point**
> ・SDは患者背景などデータの記述に，SEは統計的な比較に使われる。

19

表 1-4　国際誌の統計チェックリスト（抜粋）

Nature

- すべての解析において有意水準を記載すること（例：両側 5％）。
- 両側・片側検定のどちらを用いたか記載すること。
- 主解析についての実際の P 値を記載すること。（P ＝ NS. not significant）などの表記はいけない。

The New England Journal of Medicine（NEJM）

- 非劣性試験のような片側検定が必要とされるような研究デザインを除いて，すべての P 値は両側のものを使用する。0.01 より大きい P 値については小数第 2 位まで，P 値が 0.001～0.01 までの間の値を採れば小数第 3 位まで，P 値が 0.001 より小さい場合は P ＜ 0.001 と記載すること。臨床試験の早期終了ルールに P 値が用いられる場合や，ゲノムスクリーニング研究に P 値が用いられる場合は，例外とする。
- 無作為化比較試験の論文における従来の Table 1（治療群ごとのベースライン変数の分布を示す表）には，P 値を含めるべきではない。

JAMA

- Result（結果）の章では，可能な限り結果を数量的に表し，それらを信頼区間などデータの測定誤差や不確かさの指標とともに記載すること。P 値だけでは数量的な結果を正しく伝えることはできないため，P 値のような統計検定の結果のみを記載することはやめること。
- 解析は EQUATOR Reporting Guidelines で記載された注意点を踏まえて，研究計画で記載された通り遂行し，後付けの解析は post hoc（後付け）と明示すること。できる限り計量的な結果（頻度，レート）などを信頼区間など不確実性の度合い（測定誤差など）を表す指標とともに報告すること。
- ほとんどの研究において P 値の記載は頻度やレートなどの比較をあわせて行う必要がある（例：0.8％，95％ CI　−0.2％ to 1.8％；P ＝ 0.13）。P 値のみの記載は絶対に避けるべきである。P 値を報告する場合，0.001 未満の P 値は "P ＜ .001" と記載し，0.001 ～0.01 の P 値は小数第 3 位まで，0.1 以上の場合は小数第 2 位まで，0.99 より大きい場合は "P ＞ .99." と記載すること。遺伝解析など，指数的に小さい P 値については $P = 1 \times 10^{-5}$ などと表記できる。原則として T 統計量や F 統計量や χ^2 のような統計量や自由度については記載の必要はない（P 値の中に，統計量や自由度の情報がすでに入っているため）。

（文献 3～5 をもとに作成）

Review

- データが正規分布のとき，約 95％のデータが平均 $\pm 2 \times$ SD で示される範囲に入る。

Lesson 1 統計の基礎知識 ― 統計って何だろう

- 中央値は四分位範囲とともに用いられ，データの分布によらず用いることができる。
- 平均は外れ値に左右されやすいが，中央値は左右されない。
- SD は患者背景などデータの記述に，信頼区間（平均 $\pm 2 \times$ SE）は統計的な比較に使われる。
- 科学的なエビデンスとは何もないという帰無仮説を棄却することで得られる。
- P 値とは何もないのにあるという間違いの確率のことである。

──参考文献

1) Rothman RL, et al : Influence of patient literacy on the effectiveness of a primary-care based diabetes disease management program. JAMA 292 : 1711-1716, 2004【PMID】15479936
2) Girard TD, et al : Efficacy and safety of a paired sedation and ventilator weaning protocol for mechanically ventilated patients in intensive care（Awakening and Breathing Controlled Trial）: a randomized controlled trial. Lancet 371 : 126-134, 2008【PMID】18191684
3) Nature.
http://image.sciencenet.cn/olddata/kexue.com.cn/upload/blog/file/2010/12/2010128212513557501.pdf
4) The New England Journal of Medicine.
https://www.nejm.org/author-center/new-manuscripts#electronic
5) JAMA.
https://jamanetwork.com/journals/jama/pages/instructions-for-authors

コラム

確率が事実に変わる瞬間

　私がエール大学在学中に学んだ基礎統計の講義で教授が行ったデモンストレーションを思い出します。教授は「今から投げるチョークが，床にあらかじめつけられた印の位置に落ちるかどうかの確率を計算します」と言いながらチョークを投げました。チョークが宙に浮いているとき「はい，確率はまだ存在しますね」，そして床に落ちた瞬間に「はい，確率が今消滅しました」と言いました。チョークが床に落ちた瞬間に，どの位置に落ちたかはもう決まって

しまったのでここで確率は消滅し事実に変わった。よって確率計算すること自体に意味がなくなってしまうと教授は言いたかったのでしょう。すでに起こってしまったデータは記述をして表し、データの記述に使われるのが標準偏差(SD)です。当時はぴんと来なかったのですが、今ならば、あのとき教授が何を言いたかったのかよくわかります。

コラム

紅茶を飲み分ける女性

　P値が特定の値を下回ると、統計的に有意な差があると結論づけることができます。この特定の値を有意水準と呼び、多くの研究では5%が使われています。しかし、この5%という数値には、実は科学的な根拠はありません。近代統計学の父、イギリスの統計学者ロナルド・フィッシャーが行った「ミルクティー実験」に由来しているのです。

　ある日、フィッシャーの同僚で藻類学者のミュリエル・ブリストルと、「ミルクを先に注ぐか、紅茶を先に注ぐかで味が変わるか」という話題で議論が起こりました。そこでフィッシャーは実験を提案します。8杯の紅茶をランダムな順序で出し、そのうち4杯は先にミルクを入れ、残りの4杯は紅茶を先に入れました。ブリストルは、驚くことにすべての紅茶について、ミルクを先に入れたかどうかを正しく当てたのです。

　フィッシャーはこのとき、帰無仮説として「ミルクを先に入れたかどうかで味の違いはない」と設定し、P値を計算しました。もし帰無仮説が正しい場合、ブリストルが全く偶然にすべてを当てる確率は「$4/8 \times 3/7 \times 2/6 \times 1/5 = 0.014$（1.4%）」となり、このP値が有意水準の5%よりも小さかったため、ブリストルが偶然ではなく本当に味の違いを区別できたと判断されたのです。このときに用いられた確率計算は「フィッシャーの正確検定」が用いられました。フィッシャーはこのとき、「でたらめに当てる確率が20回に1回程度なら、許容できる」とし、たまたま有意水準に5%という値を使いました。それが現在でも広く採用されている有意水準の基準になっているのです。しかし、元々科学的な根拠があったわけではなく、私たちは今でもこの5%に振り回されているのです。

Lesson

2

同等性・非劣性の解析

　通常の解析では，P 値が 0.05 より小さければ「差がある」，0.05 以上であれば「差がない」としますが，「差がない」ことから「比較群が同等である」と判断してはいないでしょうか？　これは統計的にみて，絶対にいけません。**P値では，差があることは証明できても同等であることを証明することはできないのです。**

　では，どうすれば統計的な同等性を示すことができるのでしょうか？　本Lesson では，同等性および非劣性（例えば新薬は既存薬よりそれほど劣らないこと）を示す解析について説明します。

同等性を示すにはどのような手続きが必要か

Q1 新薬と既存薬に 10 人ずつ割り付けた研究において，アウトカムの死亡率が新薬群で 30%，既存薬群で 20% でした。仮説検定を行い，この差に統計的な有意差があるかどうか調べたところ，P 値は 0.6 でした。仮説検定は，「新薬と既存薬の死亡率の差が等しい」という帰無仮説を棄却するかどうかの判断となりますが，P 値が 0.05 以上なので帰無仮説を棄却することはできませんでした。次のうち，この解析結果を正しく表しているのはどれでしょうか？

　Ⓐ 新薬群の死亡率は既存薬群と同じである。
　Ⓑ 新薬群の死亡率が既存薬群と違いがあるとは言えない。
　Ⓒ 新薬群の死亡率（30%）が既存薬群（20%）より高いとは言えない。

23

答えは**Ⓑ**です。通常の解析では，P値が0.05未満であれば有意差がある，つまり新薬は既存薬に比べて優れているという差(**優越性**)を示すと解釈されます。この優越性を示す解析の帰無仮説は「新薬群と既存群の死亡率の差が等しい(同等である)」ですが，棄却できなかったからと言って，Aの新薬群と既存薬群の死亡率が同じであると解釈できるわけではないのです。

　A1 ・・・ **Ⓑ**

　この場合は，「帰無仮説を棄却するに十分なエビデンスがない」と言うことに過ぎず，「同等性がある」と言えるわけではありません。今回の例では，症例数が各群10と非常に少ないために解析がパワー不足となり，有意差が出なかったに過ぎません。2群の死亡率の差10%に対する95%信頼区間はこの場合(−30%，50%)となります。つまり同様の研究が繰り返された場合，新薬群の死亡率が既存薬群の死亡率より50%も高くなることもあれば，その逆で新薬群の死亡率が既存薬群の死亡率より30%低くなることもあると解釈できます。50%の差とはかなり大きいので，同等性を言うことはできないのは明らかですね。では，下記のような場合はいかがでしょうか。

Q2 新薬と既存薬に1,000人ずつ割り付け，新薬群，既存薬群ともに死亡率が20%であったとします。この場合，2群間の差が0なのでP値は1.0となり，この例でも帰無仮説は棄却されません。では，この例では同等性を示すことはできるでしょうか？

　この場合，95%信頼区間は(−3.5%，3.5%)と計算できます。同様の研究が繰り返された場合，新薬群の死亡率はよい場合で既存薬群よりも3.5%低くなり，悪い場合で既存薬群より3.5%高くなる，と解釈できます。この場合も，P値を用いると**Q1**と同様，P値が0.05より大きいので帰無仮説は棄却されませんが，意味合いが全く違っているのがわかります。差を表す信頼区間がぐっと小さくなりましたね。

　各群10人の例でも，各群1,000人の例でも，P値は0.05よりも大きくなり帰無仮説は棄却されませんでしたが，**Q1**でP値が大きかったのは症例数が少なかったからです。一方，**Q2**でP値が大きくなったのは2群の差が小

Lesson 2　同等性・非劣性の解析

さかったからです。このように，P 値は群間の差と症例数のどちらによって
も変わるので，P 値が大きい（帰無仮説が棄却できなかった）だけでは 2 群の
差がないからなのか，単に症例数が不足しているだけなのか，その理由はわ
かりません。

　P 値 ≧ 0.05 ＝同等性が成り立つと判断することは NG です。**「十分な症例
数」で正確に同等だと言うために，同等性の解析には P 値ではなく信頼区間
を用いる必要があります。**Q2 において，よくても悪くてもプラスマイナス
3.5％の差であれば臨床的に同等だとみなしてよいという判断ができれば，
同等を示すことができます。ただしこの判断の基準になる，「よくても悪く
てもこのくらいであれば許容できる」という**同等性の許容範囲（同等性マージ
ン）は研究を始める前に臨床的な判断で決め，研究計画書に記載しておくこ
とが義務付けられています。**

　　A2　つまり Q2 の答えはノーです。P 値のみでは判断できません。

　このように，同等性を示す場合には信頼区間の下限・上限ともに同等性
マージンの中にスッポリ入ることが必要ですが，そのためには信頼区間がか
なり小さくなるように症例数を十分多く取ることが必要です。しかしそのよ
うな十分な症例数を確保することは臨床研究では至難の業です。その打開策
として登場したのが非劣性試験です。

信頼区間を使って，同等性，非劣性を見てみよう

　非劣性試験は，すでに有効な治療薬が存在し新薬は副作用が少ないなど既
存薬よりも利点があるといった場合，既存薬に対し有効性において優越性が
証明できなくても，劣っていないことが証明できればそれでよし，といった
研究に使われます。同等性を示すマージンが両側であるのに対し，非劣性試
験では新薬が既存薬より優れているという優越性が成り立っても成り立たな
くてもよいので，新薬が既存薬より劣っていないかどうかに注目し，信頼区
間の片側のみに注目します。図 2-1 は，信頼区間を優越性，同等性，非劣性
にどう使用していくかを示したものです。それでは見分け方を以下に示しま
す。

25

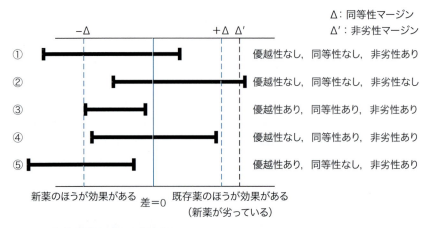

図 2-1 信頼区間を用いた解析例

　図 2-1 では，6 種類の信頼区間を使って優越性，同等性，非劣性を表しています。それでは 1 つずつみていきましょう。優越性があるのは，信頼区間が 0 を含まない③，⑤です。同等性があるのは，臨床的に意味のあるマージン（Δ）に下限も上限も入っている③，④です。非劣性とはこの場合，新薬が既存薬に対して劣っていないことを示すので，既存薬が効果があるほうのマージン（Δ）から信頼区間がはみ出している②を除くすべてとなります。

　ここで面白いのが，③は優越性と同等性の両方が成り立っていることです。優越性は統計的判断，同等性は臨床的判断によるものなので，統計的に有意差が出ても（P 値が 0.05 より小さくても），その差が臨床的に同等の範囲に入るものであれば，同等とみなすことができるのです。ですから，統計的な有意差と臨床的な差は区別されるべきものと言えます。

　同等性，非劣性，いずれを目標とした研究においても，研究を開始する前にその意図を必ずプロトコルに記載することを心がけてください。**優越性を目的として始められた研究であるのに，優越性が出なかったからといって途中から解釈が非劣性に変わっている研究をよく目にしますが，それはタブーです。**同等性，非劣性の研究は解析方法だけでなく，研究のデザインにも考慮すべき点が多くあります。このような注意事項が CONSORT（consolidated standards of reporting trials：臨床試験報告に関する統合基準）声明に詳細に記されていますので，そちらを参照してください[1]。

Lesson 2 同等性・非劣性の解析

> ➡ **Point**
> - 優越性：信頼区間が「違いがない」という値（この場合は 0）を含まない。
> - 同等性：臨床的に意味のある差の下限と上限（両側）のマージンの中に信頼区間がすべて入る。
> - 非劣性：信頼区間の片方が非劣性マージン（片側）より小さい。

非劣性マージンをどう決めるか

　非劣性試験を繰り返した結果，標準薬と比較して劣っていなくても，プラセボ（無治療の場合）に比べて効果がない薬剤を有用であると判断してしまう現象を「バイオクリープ」と呼びます。このバイオクリープを防ぐために，非劣性マージンの設定は慎重に行う必要があります。

　理想的には，同じ試験内でプラセボ群を設定し，被験薬と標準治療の 3 群で比較するのが最良ですが，臨床的にプラセボを使用できない場合には，仮想プラセボという概念が利用されます。これは，過去の標準治療とプラセボを用いた試験結果から，被験薬とプラセボを比較する際の最小限必要な効果を，標準治療とプラセボの効果差を超えない範囲で設定する方法です。

　例えば，非弁膜症患者さんでワルファリン投薬下で脳梗塞の発生率が 10％，プラセボ群では 20％だった場合，ワルファリンと比較してプラセボ群の脳梗塞発生リスクは 2 倍となります。この場合，ワルファリンに対する被験薬の非劣性マージンは 1.0〜2.0 の範囲の 1/3 または，1/2 を用いて設定します。例えば標準治療を 1 とした場合，被験薬の脳梗塞発生率のハザード比の上限が 1.33（1/2 の場合は 1.5）を超えない場合に非劣性が成立すると評価されます。

　試験自体の質が悪いと，標準治療の効果が過小評価され，被験薬との差が小さくなることで非劣性が成り立ってしまう現象が起こり得ます。これを「分析感度の問題」と呼びます。例えば，標準治療に割り当てられた患者さんが被験薬を使用するようなクロスオーバーが頻繁に発生することで比較群間の差が過小評価されたり，非盲検試験により被験薬に過剰な心理的効果が働

27

いたり，欠損値によって標準治療の効果が過小評価されたりするなど，試験全体のクオリティが落ちて分析感度が低下することがあります。

　優越性試験では，試験の質が低下すると差が出にくくなる方向に結果が動くためより保守的な結果となりますが，非劣性試験では，試験計画や実施における多くの不備が非劣性を成立させやすい方向に結果を偏らせる傾向があるため注意が必要です。優越性を示す解析では，より保守的な解析として全被験者のデータ（FAS）を用いた intention to treat（ITT）解析が行われますが，非劣性解析では FAS-ITT は保守的ではないため，試験計画や実施のうえで不備な症例を除いたプロトコルに準拠した集団（per protocol set：PPS）のデータを用いた解析が行われます。

信頼区間を用いた症例数の計算方法

　同等性，非劣性の解析の症例数の計算方法も信頼区間を用います（図2-2）。先行研究などで2剤を用いた場合の有効性を表す血圧の差が3 mmHgで標準偏差（SD）が30だったとします。新しく行う研究で同等性を示すマージンが±10 mmHgで設定されているとすると，信頼区間の片側は約2×標準誤

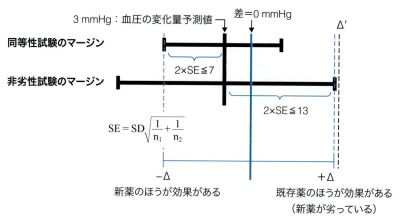

図 2-2　信頼区間を用いた症例数の計算方法

差(SE)と表せるので，信頼区間が0を中心としたマージン内($-10 \sim +10$の区間)からはみ出ないようにするためには，同等性試験では症例数は

$2 \times SE \leqq 7$

標準誤差＝標準偏差÷症例数の平方根なので，

$SE = SD\sqrt{\dfrac{1}{n_1} + \dfrac{1}{n_2}}$ （n_1，n_2 は各群の症例数）

となり，これを解くと各群最低147人。

非劣性試験では

$2 \times SE \leqq 13$

となるように設定するためには，各群最低43人必要となります。

Review

- 統計的有意差なし（$P \geqq 0.05$）は同等性を示していない。
- 同等性を示すときP値は用いない。
- 同等性，非劣性の解析や症例数の計算には信頼区間を用いる。
- 同等性，非劣性のいずれを示すための研究なのかをプロトコルに記載し，解析に合った十分な症例数を確保する必要がある。

──**参考文献**

1) Piaggio G, et al : Reporting of noninferiority and equivalence randomized trials: an extension of the CONSORT statement. JAMA 295 : 1152-1160, 2006【PMID】16522836

Lesson 3

グラフの読み方・使い方

　私が学んだエール大学の名誉教授であり，「データ表現におけるレオナルド・ダ・ヴィンチ」と評される情報デザインの巨匠 Edward Tufte（エドワード・タフティ）氏は，「よいグラフとは限られたスペースの中にできるだけ多くの情報を伝えるために考えつくされたものである」と言います．全米で年数回行われていた彼のセミナーに，私も以前参加し感銘を受けたことを覚えています．図3-1 はそのセミナーで彼が紹介していたグラフで，ナポレオンがモスクワに侵攻したときの情報がよくまとめられています[1]．帯の幅は兵

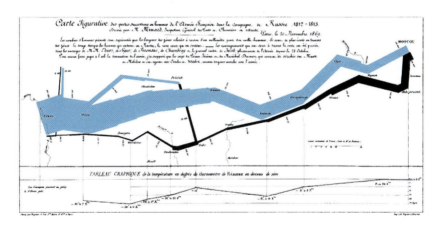

図3-1　ナポレオンのモスクワへの行進

(Tufte ER : The Visual Display of Quantitative Information, 2nd edition. Graphics Press, 2001 より)

31

力の多さを表しています。最初 422,000 兵でポーランドとロシアの国境を出発したナポレオン軍は徐々に兵力を失い，モスクワに到着したときは当初の1/4 となり，帰路の寒さでさらに兵士を失い，最後に戻ったときには 10,000兵と当初の 1/40 まで減っていたという，ナポレオンのモスクワ侵略がいかに厳しいものであったか，この 1 枚のグラフを見ると簡単に読み取ることができます。それに比べ私たちが研究発表などで目にするグラフはどうでしょうか？　延々と続く PowerPoint のグラフ，発表が終わったときには，なんだかカラフルなグラフがたくさん出てきたけれど，発表者の言わんとしていることは一体なんだったのかと，思わず目を覆ってしまったことがたびたびあります。タフティ教授はそんなときは「Go for a walk and think」と言います。「散歩にでも出て静かな場所で，一体，発表者が言いたかったことは何であるのか，そしてそれを 1 枚の紙に描くとしたらどんなグラフが書けるだろうかを考えるとよい」と。

グラフを改良してみよう

　次の 3 枚の図（図 3-2）は私が実際に携わった研究からのグラフで，リウマチ患者さんと健常者の動脈硬化の割合を年齢別に表しています。改良前の図では健常者，初期リウマチ患者さん，慢性期リウマチ患者さんごとに動脈硬化あり/なしの割合を年齢別にグラフに表しています。それではこのグラフ，タフティ教授の助言に沿って改良してみましょう。

余分な情報は取り除く

　限られたスペースにできるだけ多くの情報を載せるためには，まず余分な情報を取り除くことが大切です。図 3-2 は動脈硬化ありの割合を青で，なしの患者の割合を白で表しています。50 歳未満では慢性のリウマチ患者さんの動脈硬化ありの割合が 26%，動脈硬化なしの（白）の割合は足すと 100%になることがわかっているので，動脈硬化なしの割合はわざわざグラフに載せなくてもいいですね。改良後の図 3-3，図 3-4 は，動脈硬化なしの割合を取り除き，空いたスペースを埋めるために 3 つのグラフを 1 つにまとめました。図 3-3 では健常者，初期リウマチ患者さん，慢性期リウマチ患者さんの疾患

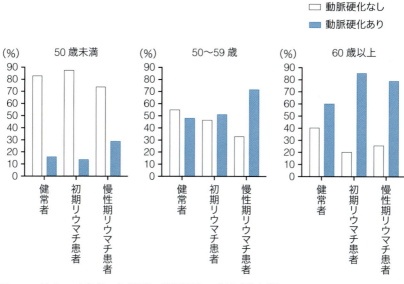

図 3-2 リウマチ患者の年齢別の動脈硬化の割合(改良前)

ごとの分類を横軸に年齢別に色分けしたもの，図 3-4 は年齢を横軸に疾患ごとに色分けし並べてみました．図 3-3 からはどんなメッセージが浮かんできますか？　年齢が上がれば上がるほど動脈硬化の割合が増え，その変化はリウマチあり，なしによらず，またありでも病歴の長さにもよらないということになります．So what?(それがどうしたの？　そんなこともうわかってるよ)と言われそうですね．

　それとは対照的に，図 3-4 から受け取れるメッセージはどうでしょうか？リウマチの病歴が長いほど，動脈硬化の割合が増えているようです．しかし，50 歳未満では健常者，初期リウマチ患者さんの間では動脈硬化の割合に特に差がない一方，60 歳以上ではリウマチかそうでないかによって動脈硬化の割合に大きな差があるようにみえます．つまり疾患の動脈硬化に及ぼす影響が年齢ごとに違うことがわかりますね．私たちの研究グループでは長年にわたってリウマチと動脈硬化の関連性を調べていたので，この論文では新たに年齢による影響が明らかになったという内容が発表でき，このグラフで簡潔にそのメッセージを表すことができました．図 3-2 や図 3-3 ではこの重要な発見はできなかったのです．

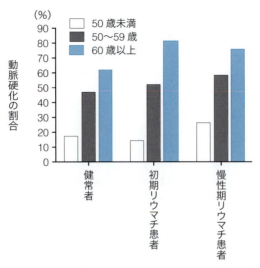

図 3-3　リウマチ患者の年齢別の動脈硬化の割合(改良後)

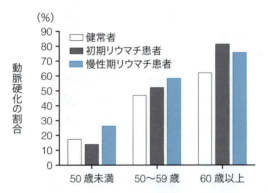

図 3-4　リウマチ患者の年齢別の動脈硬化の割合(改良後)

　いかがでしょうか？　このように論文の内容を 1 枚のグラフで簡潔にまとめることができると，レビュアーの目にも読者の目にもとまりやすくなり，さらに内容を深く読んでみようという気にさせられますね。百聞は一見に如かず。グラフは，データをより深く理解するためにも，研究結果を読者に伝えるコミュニケーションツールとしても重要です。それでは次に，統計解析で一番よく使われるグラフである棒グラフ，エラーバー，箱ひげ図につ

いて詳しくみていきましょう。私たちはタフティ教授にどこまで近づくことができるでしょうか？

研究で一番よく使われる棒グラフ，比較の精度はわからない

図 3-5 はアウトカムを A 群と B 群で比較するために平均を示した棒グラフです。棒グラフからは「B 群のアウトカムの平均値が A 群よりも高い」という情報は得られますが，その平均が信頼に値する正確なものかといった情報は全く含まれていません。例えばその平均が，被験者数 10 人のデータから得られたものなのか，1,000 人のデータから得られたものなのかで結果の精度(正確性)は全く変わってきます。結果の精度は症例数のほかにデータのバラつきによっても異なります。症例数やデータのバラつきが異なるデータの比較をグラフ化するためにはどうすればよいでしょうか。

棒グラフにエラーバーを付けてみよう

そうです。棒グラフにエラーバーをつければよいのです。通常，エラーバーには 3 つの種類があります。①**標準誤差(SE)**，②**標準偏差(SD)**，③**信頼区間(CI)**によるものです。どのエラーバーにするかは，グラフの用途によって異なり，ソフトウェアはどのグラフをいつ使うかは教えてくれませ

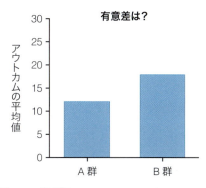

図 3-5 棒グラフ

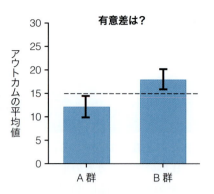

図 3-6　棒グラフと標準誤差（SE）のエラーバー

ん。皆さんは通常，どのエラーバーを使いますか？

Lesson 1 で説明しましたが，SD は集めてきたデータのバラつきを示し，SE とは比較の精度を表す指標です。

図 3-6 は，図 3-5 と同じデータで SE のエラーバーを棒グラフに加えたものです。

さあ，ここで問題です！

Q1 この図（図 3-6）から，「アウトカムの平均値は 2 つのグループで統計的に有意差がある」と言えるでしょうか？

2 つのエラーバーが重ならないという理由で「有意差がある」と判断した人は要注意です。SE のエラーバーが重なる場合は有意差はないと言い切ることができますが，エラーバーが重ならない場合でも，有意差があるとは判断できません。**エラーバーが重ならないときに有意差があると判断してよいのは，信頼区間についてのエラーバーが示されているときです。**通常用いられる 95％信頼区間は SE の約 2 倍なので，この図でエラーバーを 2 倍すると 2 つのエラーバーはどうやら重なってしまいそうですね。このデータでは，スチューデントの t 検定で P 値を計算したところ P ＝ 0.13 となり，有意差はみられませんでした。

A1　有意差があるとは言えない。

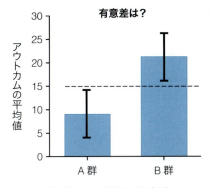
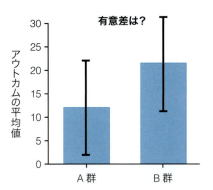

図 3-7 棒グラフと信頼区間(CI)のエラーバー

図 3-8 棒グラフと標準偏差(SD)のエラーバー

　図 3-7 はエラーバーが信頼区間で描かれています。信頼区間が重ならないので，この場合 P 値は 0.01 となり，有意差がみられました。

　図 3-8 は，SD を表すエラーバーが棒グラフに加えられたものです。エラーバーは大きく重なっていますが，2 群のアウトカムの平均を比べる P 値は 0.003 で有意差がありました。「ええっ，こんなに重なっているのに」と思った人はよ～く聞いてください！　Lesson 1 で説明したように，SD のエラーバーは集めてきたデータのバラつきを表し，各データから平均までの距離の平均を用いて表されます。平均は症例数をいくら増やしても変動しますし，症例数が多くなるからといって SD もそれに沿って小さくなるわけではないのです。

　例えば今朝，渋谷駅で出会った成人女性 5 人の身長がそれぞれ 150，155，160，165，170 cm だったとします。この身長のデータの平均は 160 cm なので，SD は $\sqrt{(10^2+5^2+0^2+5^2+10^2)/5}=7$ です。さらに 5 人の女性と出会い，その女性たちの身長が前の 5 人と同じだとします。この 10 人の女性の身長の SD は $\sqrt{(10^2+5^2+0^2+5^2+10^2+10^2+5^2+0^2+5^2+10^2)/10}=7$ です。SD とは各データ値から平均までの平均距離なので，症例数が増えてもそれに沿って小さくなるわけではありません。一方，比較の精度は中心極限定理により，症例数が多くなるほどよくなります。このことから，症例数によって変わらない SD について比較の精度を示す指標（エラーバー）として用いるべきでないことがおわかりいただけたでしょうか。データが正規分布に従う

場合は，SDの2倍のエラーバーの範囲内に約95％の値が入っているとデータの記述にSDを用いることはできますが，**平均値が統計的に有意に異なるかという判断を目的としたグラフにはSDは不向きです。**

　このようにエラーバーを用いた比較は，そのエラーバーが何であるかによって，2群間に統計的な差があるかどうかの判断基準が全く異なります。そのため，**エラーバーを使ったグラフには，そのエラーバーが何であるかを図上または説明文中に記載する必要があります**（残念ながら，多くのグラフにはその種類を記載されることなく，エラーバーが用いられているようです）。

データの分布を表すグラフ

　データが平均値を真ん中にして左右対称に分布しているのか，平均よりも低い値の数が多いなど歪んで分布しているのかなど，**データの分布はエラーバーを使ったグラフでは表すことはできません。**

　エラーバーを用いたグラフは，データが左右対称に分布していない場合でもデータが歪んでいても，その歪みによらずエラーバーが平均の上下に対称に示されるので，データの分布を表すことができません。さらに，論文や学会発表などでエラーバーの上半分，T字部分だけを棒グラフの上に載せたグラフを大変よく目にします。これは**ダイナマイトプロット**と呼ばれるグラフで（図3-9），片側だけのエラーバーでは重なるかどうか判断しづらいことから，**ダイナマイトプロットはあまりよいグラフとは言えません。**

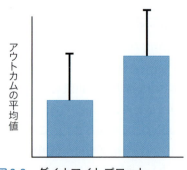

図3-9　ダイナマイトプロット

Lesson 3　グラフの読み方・使い方

箱ひげ図の読み取り方

エラーバーや棒グラフに置き換わるものとして，最近よくみかけるようになったのが箱ひげ図です。図 3-10 は，図 3-7 で用いたデータを箱ひげ図を用いて表したものです。Q1 は 25 パーセンタイル値，Q2 は中央値，Q3 は 75 パーセンタイル値を示します。Q1〜Q3 までを四分位範囲（IQR）と呼び，被験者の 50％のアウトカム値がこの範囲に入ることを示します。**パーセンタイルとは，データを小さい順に並べたときに各値がどの位置にくるかを表したものです。**例えば，子どもの身長を例に取ると，25 パーセンタイルは 100 人の子どもが身長の低い順から並んだときにちょうど 25 番目に並ぶ子どもの身長を表します。中央値は 50 パーセンタイルと同値で，ちょうど真ん中にくる子どもの身長を表しています。

図 3-10 の B 群の箱ひげ図では，中央値が 75 パーセンタイル値よりも 25 パーセンタイル値に近く，上側のひげも長いこと，外れ値もアウトカムの大きい値で存在することなどから，データが上下対称の正規分布に従っているのではなく，低い値に向かって歪んでいることがわかります。また，最近の傾向としては「ドットプロット」と呼ばれ，データの値を直接ドットで表す散布図のようなグラフと箱ひげ図などを組み合わせて，データの詳細がより具体的に示せるグラフもよくみかけます（図 3-11）。

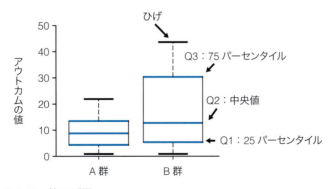

図 3-10　箱ひげ図

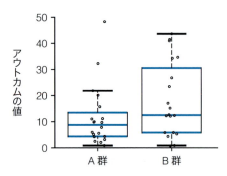

図 3-11　箱ひげ図とドットプロット

ひげによって外れ値が一目でわかる

　箱ひげ図の「箱」が四分位範囲を示すことはわかりましたが，それでは「ひげ」は何を表すのでしょうか？　ひげの長さは統計ソフトによっても異なりますが，以下の方法がよく用いられます。箱の上に伸びているひげは，75 パーセンタイル値（Q3）に箱の長さの 1.5 倍を足した値よりも小さな範囲内に存在するデータの最大値で表します。同様に，箱の下に伸びているひげは 25 パーセンタイル値（Q1）から箱の長さの 1.5 倍を引いた値よりも大きな範囲内に存在するデータの最小値を示します。ひげの外にあるデータは外れ値として表されます。

　図 3-7 と図 3-10 は全く同じデータから作られたグラフですが，図 3-7 で示された平均値は図 3-10 の中央値よりかなり大きくなっています。上下が対称な正規分布に沿ったデータでは平均値と中央値が一致するのですが，このデータのように一方に歪んだデータでは，歪みによって生じた外れ値が平均の計算に影響を及ぼすため，平均を比べる検定を用いると誤った比較をしてしまうこともあります。

平均値の群間比較のエラーバーと P 値の関係

　「箱ひげ図よりもエラーバーを用いたほうが，有意差あり/なしが簡単に判断できるので使いやすいのでは」という意見をよく聞きます。本当にそうな

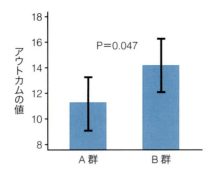

図 3-12　重なる信頼区間と有意差

のでしょうか？「えっ，だって 2 つの信頼区間が重ならなければ有意差があって，重なれば有意差がないってことでしょ？」ほとんどの人がそう言われますが，それは間違いです。図 3-12 では 95％の信頼区間は重なっていますが，2 群の平均には有意差があります。

> **➡ Point　比較群が独立の場合のエラーバーと P 値の関係**
> - 平均±SE のエラーバーが重なる場合―2 群間に有意差はない。
> - 平均±SE のエラーバーが重ならない場合―2 群間に有意差があるとは言い切れない。
> - 平均±CI のエラーバーが重なる場合―2 群間に有意差がないとは言い切れない。
> - 平均±CI のエラーバーが重ならない場合―2 群間に有意差はある。
> ＊この判定方法が使えるのは，**比較される群が全く無関係（独立）の場合のみ**です。

　エラーバーが重なるかどうかで有意差を判定する方法を以下にご紹介します。

比較群が関連している(独立でないデータ)場合

　同じ人からデータを繰り返し測定して平均の変化をみるような場合は，比較群が独立でないとみなします。**このような独立でないデータを比較する場合，それぞれの群で別々に計算された平均とその平均の信頼区間，または標準誤差が重なるかどうかは，2つの平均に有意差があるかどうかには全く関係ありません。**

　図 3-13 は治療前と治療後でアウトカムを 10 人の同じ人から測定して，治療前と治療後のアウトカムの平均とそれぞれの平均の信頼区間を示した図です。信頼区間ははっきりと重なっていますが，治療の前後でのアウトカムの変化量には有意差があります。

　このように平均値を 2 群で比較する場合，それぞれの平均の信頼区間を別々に計算し，それが重なるかどうかで 2 群の平均に有差があるかどうか判断するのは，混乱を招くのでできるだけ避ける必要があります。代わりに群間の差に直接信頼区間を計算すれば，その区間が差のない値 0 を含むかどうかで有意差と結びつけることができます。そのため，**データの記述や分布を示すには箱ひげ図を用い，群間の比較には群間の差に対する信頼区間を用いるようにしてはいかがでしょうか？**

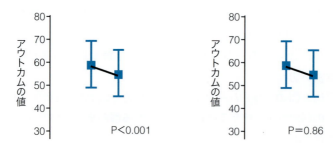

図 3-13　比較群が独立でないデータの平均の比較

Review

- エラーバーはそれが何を示すのか，必ず記載する。
- 標準偏差(SD)はデータの記述に適するが，推定比較には適さない。

Lesson 3　グラフの読み方・使い方

- 推定比較には標準誤差(SE)より信頼区間(CI)のエラーバーを用いる。
- 平均±SE の表記はできるだけ避ける。
- エラーバーはデータの分布を示さない。
- ダイナマイトプロットは使用しない。
- 歪んだデータの場合，平均値は外れ値の影響を大きく受ける。
- 分布を表す箱ひげ図の使用が望ましい。
- 各群の信頼区間の重なりからは，群間の有意差はわかりづらいので，群間の差に対する信頼区間を使用することが望ましい。

参考文献

1) Tufte ER : The Visual Display of Quantitative Information, 2nd ed. Graphics Press, 2001

Lesson
4

単変量統計検定の選び方

　医学論文を読むたびに，異なる統計テスト（検定）の名前が出てきて戸惑ったり，統計ソフトを目の前にしてどの検定を用いるかで悩んだりした経験はありませんか？　また，統計検定はt検定とカイ2乗検定だけ知っていれば十分だと思っている人は，さらに要注意です。

異なる検定で，異なる結果が出る。どうして？

　医療統計習得における第1の関門は，分析するデータに合った統計検定の選択ができるようになることです。不適切な統計手法を使うことは，誤った結果を世に出すことにつながります。その結果，効果がないだけでなく副作用の高い薬を投与されたり，待望される薬が世に出ないことで病気がよくならないなど，患者さんの不利益につながります。

米国政府は効率的に税金を使っていない？

　図 4-1 では，同じデータであっても統計検定によって全く異なる結果が出ることを示しています[1]。この図は，米国立衛生研究所（National Institution of Health：NIH）が疾患ごとに支給した年間研究費とその疾患がもとで失われた命の長さの相関を表しています。相関を表すP値が 0.05 より小さいと両者に相関がある，つまりNIHが人命を救うために効率的に国民の税金を使っているという結果になります。逆にP値が 0.05 以上で相関がないと，NIHは国民の血税を無駄にしているという結果につながります。
　相関を表す統計検定にはピアソンとスピアマンの順位相関検定などがあり

45

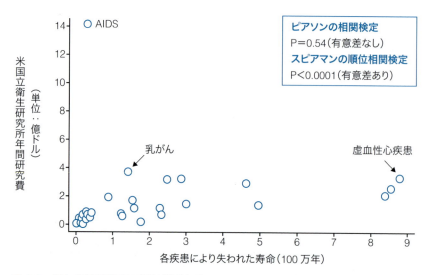

図 4-1 異なる統計検定で結果が異なる

(Gross CP, et al : The relation between funding by the National Institutes of Health and the burden of disease. N Engl J Med 340 : 1881-1887, 1999 より)

ます。ピアソンの相関検定では P 値＝0.54 で政府は有効に国民の税金を使っていないという結果になりますが，スピアマンの順位相関検定では P 値は 0.0001 より小さく，米国政府は有効に税金を使っているという結果になりました。どちらもよくみかける解析ですが，この場合はどちらが果たして正しいのでしょうか？ もちろん P 値が小さいほう，という考え方は間違いです。統計検定は P 値によって決めるのでなく，比較しているデータの形によって決まります。

誤った解析結果は医療スキャンダル

英国の著名な統計専門家であった Douglas G. Altman(ダグラス・アルトマン)氏は，「研究者の認識があるなしにかかわらず，誤った統計検定を使ったり，正しい統計検定でも使い方が誤っていたり，解析結果を間違って解釈したり，特に自分の研究に有利な方向に結果を曲げて解釈することで，誤った解析結果を世に出すことは，医療スキャンダルである」と言い切っていま

Lesson 4　単変量統計検定の選び方

表 4-1　Nature の統計解析チェックリスト

1. 比較対照を明記すること。
2. すべての統計手法や仮説検定の名称を明記すること。
3. 適用した解析手法が適切なこと，仮説検定の仮定が満たされていることを記載すること。
4. 多重検定の補正を行っている場合はその旨を説明すること。
5. 各解析で用いた症例数と，症例数計算の妥当性について言及すること。
6. すべての解析において解析単位を明記すること。
7. すべての解析において有意水準（両側・片側検定も含め）を明記すること。
8. 無作為化の手順，あるいはバイアスを取り除くために用いた方法について記載すること。
9. 主評価項目についての実際の P 値を記載すること。
10. 平均や中央値などデータの代表値，また標準偏差，標準誤差，四分位範囲などデータのばらつきの指標を示すこと。
11. 珍しいあるいは複雑な解析手法については詳細を記載すること（必要に応じて参考文献を提示）。
12. データを削除した場合にはその手順の記載と理由を説明すること。
13. 対数変換などデータの変換を行った場合にはその方法と理由を明記すること。
14. グラフで表記する場合，Y 軸の短縮など行った場合には，その旨と理由を記載すること。
15. エラーバーは可能な限り各グラフにつけ，それが何を示すか明記すること。

す[2]。誤った結果が世に出た結果，被害を受けるのは患者さんや社会です。実際に，現在発表されている論文でも誤った解析法を用いたものが少なくありません。そのため，最近では投稿論文のレビュー時に統計解析手法が誤っていないか非常に詳細にチェックされるようになりました。

表 4-1 は Nature のレビューアーが用いているチェックリストの統計テストの項目を抜粋したものです。

データに適した検定方法の選出は，効果のある治療法を待ち望んでいる患者さんにとっても EBM をめざす医師・研究者にとっても重要です。そこで本 Lesson では，基本的な単変量解析における統計手法の選択方法について説明します。

47

> **コラム**

世界のトップジャーナルにアクセプトされるまで

　The New England Journal of Medicine（NEJM）では年間5,000を上回る投稿論文の中から，最初のピアレビューをクリアした約5%（250編）の論文を5人の著名な統計家が専属コンサルタントとしてレビューします。その中からさらに20%（50編）がリジェクトされ，最終的に200編がアクセプトされるそうです。ちなみに7～8月が投稿論文の数が減るのでアクセプトされる確率は上がるとの話もあります……。JAMAでは3人のピアレビューのうち1人が統計家または研究手法の専門家です。ピアレビューを通過したのち，さらに専属の編集者が統計手法などについて入念にチェックし，最終的にアクセプトされる論文は投稿論文の13%です（http://jama.jamanetwork.com/public/WhyPublish.aspx）。Annals of Internal Medicine（年間投稿数2,200，アクセプト率6～8%）は5人の専属の統計家がおり，統計のチェックがかなり入念に行われます。私も電話会議などでこの専属の統計家と話をしたことがありますが，かなり細かなことを言われたのを覚えています。Lancetは NEJMと同様に統計レビューは最初のピアレビューを通過したのちに行われます。Critical Care Medicineなどでは投稿時に著者ではない独立の統計家がレビューし，正しい統計手法が用いられたというお墨付きのレターを提出するよう指示しています。私もお墨付きレターを数多く書きました。最近では JAMAなどは，利益相反の結果への影響をなくすため製薬会社主導の臨床試験などにはアカデミックな統計家が独立して解析をやり直し，独立に行われた解析結果のみを論文に記載することを求めています。

Let's Try ─研究に適した統計手法を選んでみよう！

例題

　ここに3つの研究があります。下記の選択肢の中から，適切な統計手法を選んでください。

(1) 30人の慢性腎臓病患者さんのBMIと炎症マーカー（CRP）の相関を調べる。

(2) 鎮静薬を投与した50人の患者さんと投与しない50人の患者さん間で血圧を調べる。

Lesson 4　単変量統計検定の選び方

(3) がん患者さん 100 人と健常者 100 人で喫煙の割合を比較する。

統計手法の選択肢
....
①ピアソンのカイ 2 乗検定，②スチューデントの t 検定，

③スピアマンの順位相関検定，④対応のある t 検定，

⑤ピアソンの相関検定，⑥フィッシャーの正確確率検定，

⑦マン・ホイットニーの U 検定

　ここで難しいと感じた人，安心してください。これから研究に適した統計手法が選択できるようになる簡単な 6 つのチェックポイントを紹介します。表 4-2 を参照しながらこれらを正しく理解すれば，統計手法を簡単に選択できるようになります[3]。この表は一番左の項目から順に，該当する項目に従って右に進んでいくと最終的に一番右の「適切な統計手法」にたどり着くように作られています。それでは 1 つひとつの項目を見ていきましょう。

> **➡ Point**
> • 統計検定の妥当性は P 値が小さいか有意差があるかではなく，データの形によって決まる。

差をみるのか，相関をみるのか？

　差をみるとは「BMI の平均値は男女間で異なるか」など，アウトカム（この場合 BMI）を 2 つ以上のグループ間で比較することです。**相関をみる**とは「男性患者さんでは，BMI の増加は年齢の増加と関連があるか」などのように，1 つのグループ内で 1 つの変数の値が変わればそれに伴ってもう 1 つの変数の値が変化するかを調べることです。図 4-2 に差を表すグラフと相関を表すグラフを載せていますので，皆さんの解析はどちらのグラフが適しているか考えてみてください[1]。それではちょっと一緒に練習してみましょう。

49

表 4-2　統計手法を選択する際の 6 つのチェックポイント

差/相関	比較データ間の対応性	変数の種類	正規性	比較する群の数	症例数	適切な統計手法
差	対応なし	連続変数	正規分布	2	総数 30 以上	スチューデントのt 検定
				＞2	1 群 15 以上	分散分析
		連続変数/順序変数	正規分布/非正規分布	2	制限なし	マン・ホイットニーの U 検定* ウィルコクソンの順位和検定*
				＞2	制限なし	クラスカル・ウォリス検定*
		2 値変数		2	1 つのセルで 4 以下	フィッシャーの正確確率検定*
				≧2	すべてのセルで 5 以上	ピアソンのカイ 2 乗検定
		打ち切り例のある 2 値変数		≧2	イベント総数 10 以上	ログランク検定
	対応あり	連続変数	正規分布	2	15 組以上	対応のある t 検定
				＞2	15 組以上	反復検定による分散分析
		連続変数/順序変数	正規分布/非正規分布	2	制限なし	ウィルコクソンの符号順位検定*
				＞2	制限なし	フリードマン検定
		2 値変数		2	制限なし	マクネマー検定
相関（関連性）		連続変数	正規分布		総数 20 以上	ピアソンの相関係数
		連続変数/順序変数	正規分布/非正規分布		制限なし	スピアマンの順位相関係数*
		2 値変数			制限なし	ケンドールの順位相関係数* カッパの相関係数（一致性）

＊はノンパラメトリック検定，それ以外はパラメトリック検定を示す。

〔Byrne DW（著），木原正博，他（訳）：国際誌にアクセプトされる医学論文 第 2 版．MEDSi，2019 より改変〕

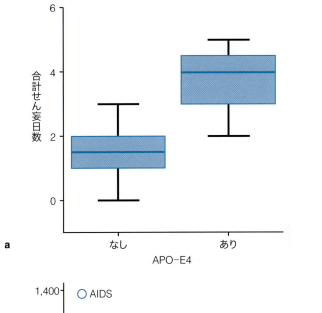

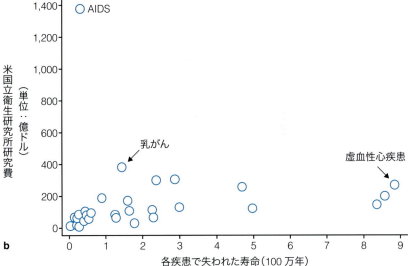

図 4-2　差を表すグラフと相関を表すグラフ

a：グループ間の差を比べる例。b：変数間の相関を調べる例。

（図 4-2b は Gross CP, et al : The relation between funding by the National Institutes of Health and the burden of disease. N Engl J Med 340：1881-1887, 1999 より）

<u>Q1</u> 次の例はそれぞれ差をみているのでしょうか，それとも相関をみている
のでしょうか？

例1. 無作為化比較試験で新薬と既存薬における血圧の上昇を比べた。

例2. 閉経後の女性で骨密度と BMI の関連性をみた。

例3. 50 歳以上の男性の糖尿病患者さんで喫煙と炎症マーカーの関係
を比べるため，喫煙群と非喫煙群で炎症マーカーを調べた。

例4. 喫煙と炎症マーカーの関係を比べるため，喫煙年数と炎症マー
カーの関係を調べた。

➡ Point

ここで迷った人はこう考えてみてはどうでしょうか。通常は，研
究対象となる患者さんのグループが 2 つ以上存在すれば差をみて
いて，1 つであれば相関をみていると考えると簡単です。例1 は新
薬と既存薬の 2 つのグループを比べるので差。例2 は閉経後の女
性は 1 つのグループの中で，BMI が上昇するとそれに伴って骨密
度が下がるかどうかをみているので相関です。例3 は少々難しかっ
たかもしれませんが，喫煙群と非喫煙群の 2 つのグループ間で比
べているので，差をみています。例4 は例3 と同様に喫煙と炎症
マーカーの関連を調べていますが，例3 では喫煙が喫煙群と非喫
煙群の 2 群（2 値数）で分けられているものの，例4 は喫煙年数は実
際に喫煙した年数で表されていて，グループに分かれていません。
差をみる解析にはスチューデントの t 検定，1 元配置分散分析，相
関をみる解析にはピアソンの相関係数，スピアマンの順位相関係数
などがあります。

A1 ················· 例1：差，例2：相関，例3：差，例4：相関

比較データは対応しているか？

「新しく開発された目薬の効果を調べるために，10 人の患者さんに対して

右目に新薬を，左目に既存薬を投与した」という研究があるとします。この研究では，新薬の効果をみるために右目と左目のデータを比較しますが，右目のデータは同じ人からとった左目のデータと似た性質をもつことから（近眼の人は両眼近眼であることが多い），「対応あり」とみなします。一方，同じ目薬でも，今度は無作為化比較試験で10人の患者さんの両目に新薬，別の10人の患者さんの両目に既存薬を使うと，新薬の10人と既存薬に割り付けられた10人は全く異なるので，データは対応なしとみなします。

　データに対応がある場合とそうでない場合では確率の計算が大きく異なるので，対応のあるデータでは通常のスチューデントのt検定でなく対応のあるt検定，ピアソンのカイ2乗検定でなくマクネマー検定というように，検定の種類も変わります。それではここで問題です。

Q2 次の3つの例でデータに対応があるのはどれでしょうか？
　例1. 10人の患者さんで投薬の前後で血圧を比べた。
　例2. ICUで発症した10人の敗血症患者さんと，ICU入室時の重症度が同程度の（重症度でマッチングされた）非敗血症の患者さん10人でICU内でのせん妄日数を比べた。
　例3. 100匹のマウスで腫瘍の大きさを，ベースライン，投薬1か月後，2か月後の3時点で測定し比べた。
　例4. 100匹のマウス死亡時の腫瘍の大きさと投薬開始からの生存時間（1か月未満，1～2か月未満，2か月以上）の関連を調べた。

　A2 **例4**以外，すべて対応があるデータとみなします。**例1**と**例3**は同じ患者さん（またはマウス）でアウトカムを複数回測定しているので，データは対応があるとみなします。それに対して**例4**は腫瘍の大きさは死亡時にしか測定できないため，各時点で測定されたマウスは各群100匹の別々のものなのでデータは対応がないとみなします。**例2**は敗血症の10人と非敗血症の10人は異なる患者さんですが，マッチングされているのでデータには対応があるとみなします。

コラム

米国のシラミ騒動で実感したデータの関連と確率

　米国の学校では2，3か月に1度くらいの割合でシラミが発生します。これは公立，私立，人種，親の収入などとは関連がないそうです。ここで毎日1人の子どもにシラミがわく確率を0.0005として，2人の子どもに同時にシラミがわく確率を計算してみましょう。

　$0.0005 \times 0.0005 = 0.00000025$……400万日に1回（約11,000年に1回）。フムフムこれなら大丈夫？　ちょっと待って!?　あれ？　私の娘が小学生の頃シラミに2回ほど遭遇しましたが（3年に1回くらいの確率），そのときは2人の娘に同時に見つかりました。11,000年に1回というのはかなりおかしい気がします。シラミは感染率がとても高いので，娘の1人が感染するともう1人にはほぼ100％感染します。すると2人の頭に同時にシラミがわく確率は0.0005×0.0005ではなく（1人に感染する確率）×（1人が感染したときにもう1人も感染してしまう確率）×（先に感染するのが上の子である場合と下の子である場合の2通り）＝$0.0005 \times 1.00 \times 2 = 0.001$となり，約3年に1回という計算になりますね。これなら納得です。この確率が全く無関係の2人の子どもによるものだと，$0.0005 \times 0.0005 = 0.00000025$で正解ですが，私の2人の娘はもちろんつながりがあるのでデータは対応しているとみなして，計算を行ったわけです。P値とは確率なので，データに関連があるのとないのとではP値も劇的に変わることがおわかりいただけたでしょうか。

　先ほどの目薬の研究例でも，右目が近眼の場合は左目も近眼の可能性が高いので，両目の関連性を考慮に入れて確率計算を行わなければなりません。皆さんがよく耳にされるスチューデントのt検定，1元配置分散分析や，ピアソンのカイ2乗検定は関連性を無視した（関連性がないとみなした）検定です。関連性が強いデータの場合，そこを無視した検定法を使うと，一般に差があってもその差を検出しにくくなりますので，関連を考慮に入れた解析を必ず行うように心がけてください。関連があるかないかは統計的な検定を行わず，研究デザインや医学的・生物学的な判断をします。

　先ほどのシラミの話ですが，私は日本でシラミなどを経験したこともなかったのでどうすればよいのか全くわからず，かなり慌てふためき，結局1つ残らず卵まで取り除かなければ学校に戻れないことに気づいて，その夜の2時まで5時間かかって親子ザルのように手で1つひとつ取り除いたのです。この経験から「シラミ潰し」という言葉の由来を身に染みて納得しました。あと

で聞いた話ですが，米国には(もちろん私が住んでいたナッシュビルにも)シラミ専門のヘアサロンが存在し，営業時間内であれば1時間45ドル，時間外では70ドル(2012年当時)で処理をしてくれるそうです。

アウトカムは，連続変数，2値変数，順序変数，名義変数のいずれに分類できるか？

比較するアウトカムのデータの種類は統計検定の選択に一番大きく影響します。連続変数の**連続**とは，年齢や血圧など連続した値をもつもので，時間を伴う連続性を意味するものではありません。コレステロール値などの検査値や，BMIなども**連続変数**です。一方，人種(白人，黒人，ヒスパニック，アジア人)のように，カテゴリーによって分類されたデータを**カテゴリー変数**と呼びます。さらに，カテゴリー変数の中で，性別(男性，女性)のように2つの値しかとらないデータを**2値変数**といいます。

カテゴリーが3つ以上になると，そのレベル間で順序付けができるかどうかでさらに分類します。例えば，患者さんの重症度を示す場合(1：正常，2：中等度，3：重度)は**順序変数**，病気の種類(1：がん，2：心臓病，3：感染症，4：糖尿病)などは順序付けができないため，**名義変数**と呼びます。

また，2値変数でも患者さんによって追跡期間が異なったり，追跡期間の短い患者さんでイベントが観測されないような打ち切り例があったりするデータの場合は，生存時間解析を用いてカプランマイヤー曲線などによるログランク検定を用います。(Lesson 6，p73参照)。すべての人が打ち切りなしで研究期間追跡されている場合は，打ち切りがないとみなし，マン・ホイットニーのU検定(時間のデータは正規分布に従わないので)，すべての人が同じ時間追跡された場合はピアソンのカイ2乗検定などで比較します。

アウトカムが連続変数の場合，その分布は正規分布であるか？

年齢，BMI，血圧，検査値などの連続変数は，**正規分布**かそうでないかによって，さらなる分類を行います。正規分布とは，データの分布が平均値に

近い値の患者さんが一番多く，平均値から離れるに従って左右対称に数が減っていくような釣鐘型の分布のことを言います。実際に正規分布に従うかどうかはデータの分布図を描いてみなければわかりませんが，年齢，BMI，血圧など正規分布を取りやすい変数がある一方，入院日数，入院費用，CRPのようなマーカー値，薬剤の投与量などは，ほとんどの場合歪んだ分布を取ります。

　データの分布を調べる際には必ず比較群別に調べます。例えば，血圧の差を男女間で比較するとき，分布は男女別々に見ます。分布が正規分布に従うときしか使えないのが**パラメトリック検定**，分布が正規分布でもそうでなくても使えるのが**ノンパラメトリック検定**です。この場合，**パラメトリック検定とはデータに対して特定の分布を想定**し，その想定が正しいときのみに結果が正しくなる検定方法を言います。**ノンパラメトリック検定とはそれとは逆にデータの分布を想定しない**，つまりデータがどんな分布を取っても結果にそれほど影響しない検定方法を言います。連続変数を対応のない2群間で比べる場合，データが正規分布に従う場合はスチューデントのt検定（パラメトリック検定）を用い，分布が正規分布でも非正規分布でも用いることができるのがマン・ホイットニーのU検定またはウィルコクソンの順位和検定（ノンパラメトリック検定）です。相関を調べるピアソンの相関係数は正規分布を想定するパラメトリック検定で，スピアマンの順位相関係数はノンパラメトリック検定です。図4-1 で示された NIH のデータでは，アウトカムである NIH が疾患ごとに支給した年間研究費もその疾患がもとで失われた命の長さもともに正規分布に従っていないので，スピアマンの順位相関係数を選択します。

　ノンパラメトリック検定の多くはP値の計算にデータの順位（ランク）を用います。血圧の分布を2群で比べるとき，A群の血圧は，60，95，120 mmHg でB群は80，115，135 mmHg であったとすると，スチューデントのt検定ではA群の血圧の平均値92 mmHg とB群の血圧の平均値110 mmHg を比べますが，マン・ホイットニーのU検定では，この血圧データをこの6人の中での順位に変換します。一番小さい60を1番とすると，A群の血圧の順位は，1番，3番，5番でB群の血圧の順位は2番，4番，6番となり，この順位の分布をグループ間で比較してP値が計算されます。

Lesson 4　単変量統計検定の選び方

なぜ順位に変換するのか？

　順位を使う利点の1つは，解析の結果が外れ値に左右されないことです。例えば先ほどの例でB群の血圧の最高値が135でなく180だとしても，その順位は変わらないので2群を比較するP値は変わらないことがわかります。

　データが正規分布に従わないときの対処法として，ノンパラメトリック検定を用いることを述べましたが，その他の対処法として，ログ変換などの数学変換を用いてデータを正規分布に変換してから，スチューデントのt検定などのパラメトリックな解析をすることもあります。この場合，対数変換などの数学変換によってデータがきれいに正規分布になったあとスチューデントのt検定を行えば，その結果は変換なしでマン・ホイットニーのU検定を行ったP値に近くなります。つまり，ノンパラメトリック検定が存在する場合は数学変換などしなくても，最初からノンパラメトリック検定で解析を行えばよいのです。1群の症例数が10を下回らなければ，データが正規分布に従っている場合は，ノンパラメトリック検定でもパラメトリック検定でも結果はそれほど異なりません。一方，データが正規分布に従っていない場合は，パラメトリック検定では統計的有意差が出にくくなることが多いので，できるだけノンパラメトリック検定を用いるほうがよいと思われます。

　私が長年所属していたヴァンダービルト大学では最近スチューデントのt検定はほとんど使わなくなりました。The New England Journal of Medicine（NEJM）の統計ガイドライン[4, 5]では，できる限りノンパラメトリック検定を用いるように推奨しています。

比較群間で比較を行うとき，比較群の数は2つか，3つ以上か？

　アウトカムが連続変数の場合，比較群の数が2群か，または3群以上かで選択する統計検定が変わります。連続変数を対応のない2群で比較するパラメトリック検定はスチューデントのt検定ですが，3群以上であれば分散分析（analysis of variance：ANOVA）を用います。3群以上は比較群の数に関係なく選択する統計検定は同じです。相関をみる場合は，このポイントは

57

対象外となります。

ここで「あれっ」と思った人はいませんか？　比較対照が3群以上でも，すべて解析はスチューデントのt検定を使っている人も多いと思います。A，B，Cの3つの比較群があっても，解析はスチューデントのt検定でA，Bを比べ，B，Cを比べ，A，Cを比べるというふうに対比較を順に行っていけばよいわけですが，ここに多重比較の落とし穴があるのです（多重比較についてはLesson 10，p119参照）。ANOVAの解析は3群比較を3つの対比較で行うのではなく，A，B，Cが同時に等しいかどうかを一気に比較します。A，B，C，Dの4群の比較でもAB，AC，AD，BC，BD，CDの6通りの対比較を行うのではなく，A＝B＝C＝Dと4群を同時比較します。

データの総数は？

2値変数のアウトカムを群間比較する場合，比較群ごとにイベントの有無で4つに分けた数字（セル）の1つでも4以下のときには，フィッシャーの正確確率検定を用いますが，すべてのセルが5以上であればピアソンのカイ2乗検定を使います（図4-3）。アウトカムが連続変数の場合は，症例数が少な過ぎると正規分布が成り立ちにくくなるため，ノンパラメトリック検定で解析を行います。パラメトリック検定で解析を行うために必要とされる症例数は文献によっても異なりますが，最低でも各比較群に15人（t検定では症例総数30人），「対応のあるt検定」では対応のあるデータを1組と数えると15組は最低必要でしょう。

さて，例題（p48）で挙げた3つの研究の正しい統計手法の答えは，**(1)（検査値は歪んでいることが多いので）スピアマンの順位相関検定，(2)スチュー**

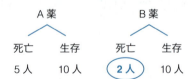

図4-3　2値変数のアウトカムを群間比較する際に用いる検定
少なくとも1つの数字が4以下→フィッシャーの正確確率検定を用いる。

Lesson 4　単変量統計検定の選び方

デントのt検定，（3）ピアソンのカイ2乗検定です。いくつ正しく言い当てられたでしょうか？

Review

　不適切な統計検定を用いると，誤った結果を導いてしまうことになりかねない。正しく統計検定を選択できるように，以下をチェックする。
- 差をみるのか，相関をみるのか。
- 差を比べる際，比較群の数は2か，3以上か。さらに，比較群に対応があるか。
- アウトカムの種類および分布はどうなっているか。
- 症例数はいくつあるか。

──参考文献

1) Gross CP, et al : The relation between funding by the National Institutes of Health and the burden of disease. N Engl J Med 340 : 1881-1887, 1999【PMID】10369852
2) Altman DG : The scandal of poor medical research. BMJ 308 : 283-284, 1994【PMID】8124111
3) Byrne DW(著)，木原正博，他(訳)：国際誌にアクセプトされる医学論文 第2版. MEDSI, 2019.
4) The New England Jounal of Medicine. http://www.nejm.org/page/author-center/manuscript-submission
5) Bailar JC Ⅲ, et al : Guidelines for statistical reporting in articles for medical journals : Amplifications and explanations. Ann Intern Med 108 : 266-273, 1988【PMID】3341656

59

Lesson 5

リスク比，オッズ比，レート

　タバコを吸うと心筋梗塞のリスクが上がる，新型コロナウイルス感染症のワクチンを打つと感染リスクが下がるなど，臨床研究ではよく用いられるアウトカムに，病気などのイベント発症があります。病気の発症とはデータの種類で言うと，発症した/しなかったの2値変数となります。本 Lesson では，病気の発症のようなイベントに対するリスクの解析で重要な，2値変数の扱い方について学んでいきましょう（図 5-1）。

リスクでは発生率を用いる

　病気の頻度を表す指標として，有病率（prevalence rate）と，発生率（incidence rate）があります。有病率（蔓延率とも言います）とは，ある時点ですでに病気に罹患している人が何人いるかを表す指標です。一方，発生率（罹患率と

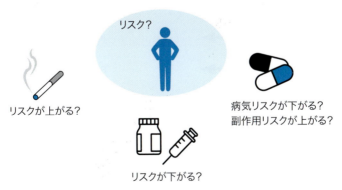

図 5-1　リスク解析（2値アウトカムデータの解析）

も言います)とは新たに罹患する人が何人いるかの指標です。

タバコを吸うと肺がんになるリスクが高くなるかどうか因果関係を調べる解析では、肺がんに罹患していなかった人がタバコを吸うことで肺がんになる確率(リスク)が上がるかどうかを調べるので、有病率ではなく発生率を用います。発生「率」と表しますが、実際は割合やレートを用いて表します。割合は、観察期間内に疾病が起こった人数を観察された全員で割って求められる「累積発症割合」を指します。レートは、観察期間内に疾病が起こった人数をすべての人の観察期間の総数で割って求められます。

割合とレート

例として、男性と女性で認知症の発症リスクが異なるかを調べてみましょう。まずは男性のデータを見てみます。

3人の男性を80歳の時点から追跡し、そのなかの誰が認知症を発症するかを調べました(図5-2)。Aさんは85歳で認知症を発症し、BさんとCさんは認知症を発症する前に、82歳でともに亡くなったとします。認知症の発症リスクは割合を使って3人に1人＝33%と計算できました。

次に、レートを用いて男性の認知症のリスクを表してみましょう。男性で

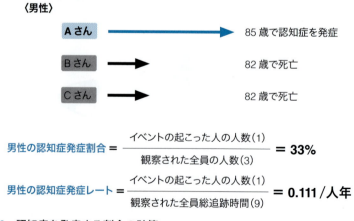

図 5-2　認知症を発症する割合の計算

は認知症を発症したのはAさん1人です。Aさん，Bさん，Cさんの追跡期間の合計5＋2＋2＝9年なので，発症レートは1人÷9年で0.111となります。解釈の仕方は，1人を1年追跡すると0.111人に認知症が発症するとなり，0.111/人年と表します。

次に女性のデータを見てみましょう。

3人の女性を80歳の時点から追跡したところ，Dさんは85歳，Eさんは90歳，Fさんは92歳で認知症を発症したとします（図5-3）。3人全員が認知症を発症したので，認知症の発症リスクは100％と計算できます。男性の発症リスクは33％，女性では100％となりました。つまり，女性は男性より3倍認知症の発症リスクが高いことになります。

一方女性では，認知症発症レートは認知症を発症した3人をAさん（5年）＋Bさん（10年）＋Cさん（12年）＝合計27年で割って3÷27＝0.111/人年と計算できます。男性の発症レートを女性の発症レートで割ってレート比を計算すると，男性も女性も認知症の発症リスクは0.111÷0.111でレート比＝1，つまり男性でも女性でも認知症の発症リスクは同じという結果になりました。リスクを計算するには，累積発症割合と発症レートのどちらがよいのでしょうか？

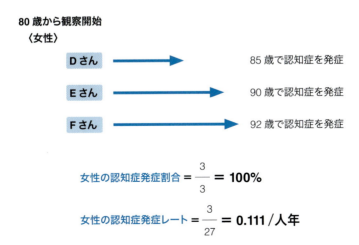

図5-3　80歳から観察を開始した女性の追跡結果

一般に観察期間が比較群間で異なる場合，割合を用いてリスクを表すと，観察期間が短ければ短いほどリスクは低く計算されてしまうので，観察期間の違いが解析結果にバイアスを生じさせることがあります。この例の場合は，男性の観察期間が短くなることで認知症の発症リスクが女性より低く出てしまい，バイアスが生じたと考えられます。

　レートを用いた比較では，「男性も女性も1人を1年追跡した場合」というように，**観察時間を比較群間でそろえることができるため，観察時間の違いによるバイアスは起こりにくくなります**。以上の理由から，リスクの計算は可能な限り，①どれくらいの観察期間で，②イベントがどのタイミングで発生したか，という時間を考慮に入れられるレートを用いるほうがよいでしょう。

比なのか差なのか

　喫煙と肺がんに関連があるかどうか調べる場合，「曝露」の起こった群(この場合はタバコを吸う人)と曝露の起こっていない群(タバコを吸わない人)との間で肺がんの発症リスクを比べます。複数群間でリスクを比べる場合，統計的な手法では「比」と「差」を用いますが，どちらを用いるかで結果の意図が変わってくるので注意が必要です。

　例えば，がんに罹患した患者さんに新規の治療を行うと，行わない場合と比べて累積死亡割合が60%から40%にまで下がるとします。この場合，リスク比は曝露あり群(この場合は新規治療群)の死亡割合を，曝露なし群(新規治療なし群)の死亡割合で割って，40%÷60%＝0.67と計算できます。死亡リスクがそれぞれの比較群で1/10になっても(例えばそれぞれ群の死亡割合が4%と6%)，リスク比は4%÷6%＝0.67と同じ値になり，どちらの場合も新規の治療によって33%の死亡リスクが軽減できると解釈できます。

　同様の解析を「比」ではなく「差」で表すと，累積死亡割合が60%から40%にまで下がる場合，リスク差は40%−60%＝−20%となりますが，6%から4%にまで下がる場合，リスク差は4%−6%＝−2%となります。当然のことながら，**「差」を用いた解析はリスク比が同じであっても，イベントの発生割合によって大きく変化します。リスク差の逆数を治療必要数(number needed to treat：NNT)と呼び**，臨床的に意味のある指標とされています。

Lesson 5　リスク比，オッズ比，レート

　ある治療を行うと，行わない場合に比べて累積死亡割合が60％から40％にまで下がるということは，治療を行わなかった人が例えば10人いれば，そのうち4人は治療をしても死亡した人，2人は治療によって助かった人，残りの4人は治療をしてもしなくても死亡しなかった人と理解できます。10人中60％－40％＝20％の人が新たな治療によって命が救われたことになり，この20％，0.2の逆数を取ると5になり，これがNNTとなります。

　これは「1人の患者さんを死から救うためには5人に新規の治療を行う必要がある」「5人に新規の治療を行うと，1人を死から救える」と解釈できます。NNTはリスク差の逆数で表されるため，累積死亡割合が6％から4％に下がる場合のNNTは，0.02の逆数で50となります。この場合の解釈は，「1人の患者さんを死から救うためには50人に新規の治療を行う必要がある」となり，イベント発症リスクが低い集団ほどNNTは大きくなります。

　それでは，新規治療法の効果を調べるときは，「比」を用いるのがよいのか「差」を用いるのがよいのかどちらでしょうか。例えば，新薬開発時の第3相試験は多くの国々が参加するグローバル試験で行いますが，同じ疾病であっても，その疾患による死亡などのイベント発生率は民族的な要因や社会的な要因などにより国ごとに大きく異なります。よって治療の効果を調べる場合は，それぞれの国のイベント発症リスクによって大きく変化しない「比」が好んで用いられます。一方，「比」のみにとらわれてしまうと事実を見誤ってしまうことがあるので，注意が必要です。例えば新薬の効果を表すリスク比が0.8であっても，新規治療を行わない人の死亡率が1％から0.8％に軽減するのと50％から40％まで軽減するのとでは，その意味が大きく異なってくるからです。

割合とオッズ

　疾病や死亡などイベントの有無を表す2値変数のアウトカムの解析では，リスク比と並んでよく用いられるのがオッズ比です。オッズはイベントが起こった割合を，起こらなかった割合で割って求めます。ギャンブルの世界でよく使われている指標です。

　例えば，太郎君が友人3人と奇数が出るか偶数が出るかをサイコロを振って賭けをするとします（図5-4）。太郎君が奇数に賭け，ほかの3人が偶数に

65

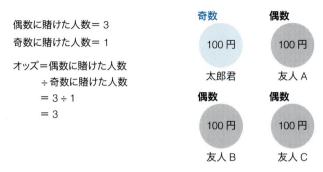

図 5-4　オッズの概念

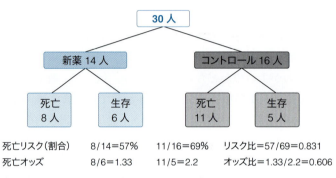

図 5-5　新薬群とコントロール群から見るオッズ比

賭けたとします．太郎君が勝つオッズは 75％÷25％＝3 となります．割合を割合で割るとわかりにくいので，もっとシンプルにオッズを定義すると，オッズとは「イベントが起こった人の数を，起こらなかった人の数で割って求める」となり，こう理解したほうが簡単です．この場合オッズは 3÷1＝3 となります．ギャンブルの世界のオッズとは，勝負に勝ったらいくら儲かるかの指標になります．この例で 1 人 100 円賭けた場合，太郎君のオッズは 3，つまり 100 円×3＝300 円の儲けが出ることを示しています．

図 5-5 を見てみましょう．新薬を投与された 14 人の患者さんのうち，残念ながら 8 人が死亡し 6 人が生存，コントロール群 16 人のうち，11 人が死亡したとします．

死亡リスクは割合で計算できるので，新薬群では 8/14＝57％，コント

ロール群では 11/16 = 69%，その比を取ってリスク比は 57/69 = 0.831 となります。一方，死亡オッズは新薬群では 8/6 = 1.33，コントロール群では 11/5 = 2.2。その比を取ってオッズ比は，オッズ比 = 1.33/2.2 = 0.606 となります。

オッズ比はリスク比に比べて必ず1より離れた値を取る

　オッズ比はリスク比に比べて必ず1より離れた値を取ります。この例ではリスク比は 0.831，オッズ比は 0.606。新薬によって死亡リスクが 17% 減ると言えますが，**0.606 のオッズ比の値をもとにリスクが 39% 減ると言ってしまうと，新薬の効果を誇張し過ぎてしまうので注意が必要です。**

　オッズ比は，イベント発生割合が低いほどリスク比に近い値を取りますが，イベント発生割合が高いほどリスク比に比べて1より離れた値を取ります。図 5-6（シナリオ A）では，200 人中 30 人にイベントが起こりました。イベント発生率は 15% です。この場合，リスク比は 2 であることに対して，オッズ比は 2.25 となります。

　図 5-7（シナリオ B）では，200 人中 90 人にイベントが起こりました。イベント発生率は 45%。リスク比は 2 であることに対して，オッズ比は 3.5 となります。リスク比とオッズ比はけっこう違うのがわかりますね。

　表 5-1 は，曝露あり群と曝露なし群であるイベントの発生割合の比（リスク

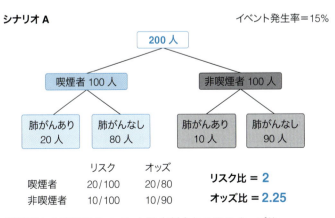

図 5-6　喫煙者と非喫煙者のイベント発生割合から見るオッズ比

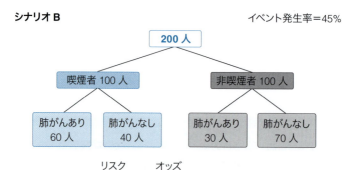

図 5-7 喫煙者と非喫煙者のイベント頻度から見るオッズ比

表 5-1 イベント発生割合とオッズ比の関係

リスク比＝2	
曝露なし群の イベント発生割合	オッズ比
0.01	2.0
0.1	2.3
0.2	3.5
0.3	6.0
0.4	11.0
0.5	∞

比）を 2 とした場合に，曝露なし群のイベント発生割合によってオッズ比が大きく異なることを示しています．曝露なし群のイベント割合が 0.01 と低い場合はオッズ比は 2.0 とリスク比に近い値を取りますが，イベント発生割合が高くなるにつれてオッズ比は 2 よりも大きくなり，イベント発生割合が 0.5 のときにオッズ比は無限大になります．

Lesson 5　リスク比，オッズ比，レート

そもそもなぜオッズ比なのか？

　イベント発生割合によってリスク比とかけ離れた値を取ってしまうというように扱いづらいオッズ比ですが，臨床研究の分野においてオッズ比が用いられるようになったのはケースコントロール研究がきっかけです。

　疫学研究は大きく，コホート研究とケースコントロール研究に分けられます。**コホート研究は，アウトカムが起こっていない被験者群を一定期間追跡し**，アウトカムの発症を観察する研究です。一方**ケースコントロール研究は，アウトカムが起こっている人（ケース）のデータを優先的に収集（研究に登録）し**，アウトカムが起こっていない被験者（コントロール）のデータはケースと同数か，（余裕があれば1対2，1対3など）必要最低限の数のデータを収集し，ケースとコントロール群間で曝露の頻度を比較するデザインです。

　ケースコントロール研究では，アウトカムが起こっているかどうかコホート全体でわかっているものの曝露のデータをこれから収集する必要があり，しかし全員から収集するのが難しい（例えば，特定の遺伝子の有無の解析をコホート全員8,000人で行うことが経済的に無理な場合など）場合に，アウトカムが起こっている人（ケースの例の場合は肺がんを発症した人）のデータを優先的に収集します。アウトカムが起こっていない人（コントロール群）では，ケースの人数に合わせる形で限られた人数だけを選び出して測定することで，全体の症例数を減らしながらも統計的な検出力を最大限に引き出す方法です。

　ケースコントロール研究では，アウトカムが発生した人のデータを優先して収集するため，アウトカムの発生率を計算できません。リスクを計算できないので，リスク比を解析に使用できないのです。ケースコントロール研究では，リスク比の代わりにケースとコントロール群間で曝露の頻度を比べるオッズ比を計算します。

　図 5-8 では，コホート研究が行われた場合に得ることができるリスク比を計算すると 1.48 となりました。

　図 5-9 は，ケースコントロール研究のデータを示しています。肺がんを発症した群としなかった群で，曝露である特定の遺伝子をもっているオッズ比を計算すると 1.51 となり，これは母集団における肺がんと特定遺伝子の関

69

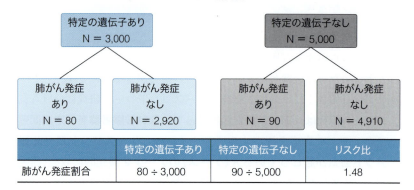

図 5-8　コホート研究から得られるリスク比の例

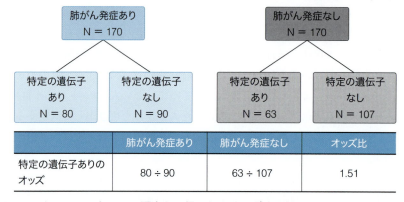

図 5-9　ケースコントロール研究から得られるオッズ比の例

連を表すリスク比に近い値になります。

　ケースコントロース研究はアウトカムの発生頻度の低い場合に適しているデザインなので，オッズ比とリスク比が乖離せず，オッズ比をもってリスク比の推測が可能になるというわけです。

　しかし最近の医学文献では，オッズ比はリスク比より解釈しにくいにもかかわらず，ケースコントロール研究以外でも大変多くの研究において2値

Lesson 5 リスク比，オッズ比，レート

アウトカムの解析ではオッズ比を用いています。

　オッズ比のほうがリスク比より使いやすい理由の1つに，アウトカムの発生割合が高ければ高いほど**リスク比には制約がつくものの，オッズ比には制約がない**という数学的な利点があります。例えば，ある曝露と死亡の関連を調べる場合，この曝露によらない死亡者の割合が高い場合（例：80％），曝露群の死亡割合の最大値は1なので，リスク比の最大値は$1 \div 0.8 = 1.25$を超えることはできません。言い換えればこの場合，曝露の影響がどんなに大きくてもリスク比は1.25以上になれない制約を受けると言えます。一方オッズ比は，非曝露群のイベントの発生割合が0.5の場合無限大になるので，曝露の影響を制約されることなく数値化できます。アウトカムの頻度が低い場合，リスク比の制約は起こりにくくなりますが，発生割合が高い場合，リスク比は非曝露群のアウトカムの発生率の違いにより集団層間で大きく異なる可能性があります。未曝露集団の疾患有病率に対して揺らぎが大きくなると言えます。

Review

- 病気の発症や死亡リスク，累積発生割合やレートを用いて，リスクを計量化する。複数群間でリスクを比較する場合は，リスクの比を用いるか差を用いるかで意味が異なる。
- リスク比はコホート間で発生割合が変わっても影響は少ないが，リスク差は発症割合の大小に大きく影響される。リスク差の逆数は治療必要数（NNT）となる。
- オッズ比はリスク比に代わってよく用いられる指標であるが，オッズ比はリスク比に比べて必ず1より離れた値を取り，イベント発生割合が大きいほど，オッズ比はリスク比とかけ離れた値を取る。
- オッズ比の値をもって「リスクが○倍上がる（または下がる）」といった表現は避けるべきである。

71

Lesson

6

生存時間解析

　数多くの統計グラフのなかで，最も多く使われているグラフがカプランマイヤー曲線です。しかしこの曲線の計算の仕方はあまり知られていません。Lesson 4 の単変量統計検定の選び方のなかで，生存・死亡のような 2 値のアウトカムの割合を比較するとき，追跡期間が途中で打ち切られるなど患者さんによって追跡期間が異なるデータの場合は，生存時間解析を用いると説明しました。カプランマイヤー曲線は，打ち切りを含むデータを用いて生存率を計算する統計手法です。

カプランマイヤー曲線の活用方法

　治療による死亡リスクの違いを調べる際，一番簡単な死亡リスクの計算法は，研究に参加した人の数で死亡者数を割った割合です。ただこの方法では研究終了時点での死亡リスクの推測は可能ですが，5 年間の死亡率は 30 ％だったなど，研究途中での時間の経過に伴うリスクの推移をみることはできません。

　そこで登場するのが**カプランマイヤー曲線**です。カプランマイヤー曲線は，「死亡」「生存」など 2 値のアウトカムの**時間の経過に伴うリスクの推移**を考慮に入れながら，介入治療など曝露の効果を解析するときに広く用いられます。

　図 6-1 は，集中治療における覚醒と呼吸プロトコルの介入の有効性をみるために，「介入あり（介入群）」と「介入なし（コントロール群）」で人工呼吸器管理患者さんの ICU 入室から 1 年間の生存率を比較したものです[1]。ICU 入室時点ではもちろんすべての被験者が生存していますが，1 年後には約半数

73

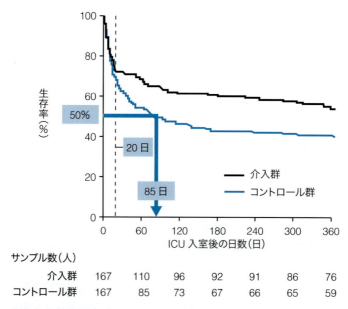

図 6-1　無作為化比較試験におけるカプランマイヤー曲線

〔Girard TD, et al：Efficacy and safety of a paired sedation and ventilator weaning protocol for mechanically ventilated patients in intensive care（Awakening and Breathing Controlled trial）：a randomised controlled trial. Lancet 371：126-134, 2008 より改変〕

（介入群では55％，コントロール群では40％）の被験者のみが生存していると解釈できます。

　次に，生存率を時間ごとにみていくと，ICU入室から20日目までに生存率が急速に減少していることがわかります。その後1か月を超えると，生存率はかなり安定しています。カプランマイヤー曲線をみると，時間経過に伴う生存率(または死亡率，リスク)の推移がよくわかりますね。

カプランマイヤー曲線を描くのに必要なデータ

　カプランマイヤー曲線を使用するためには，2種類のデータが必要となります。1つは「死亡」や「生存」などのアウトカムが起こったかどうかを表す2値のデータで，2値であればどんなものでも構いません。例えば，がんの罹患，再発，人工透析の有無，入院，退院など，使用されるアウトカムはさまざま

Lesson 6 生存時間解析

です。追跡は被験者が全員アウトカムなしの状態でスタートし，アウトカムが起こった時点で終了します。**1人につき複数回起こるアウトカムは，通常最初のアウトカムが起こった時点で追跡を終了します。**

　もう1つ必要なのは時間のデータです。時間のデータとは，アウトカムが起こった被験者ではアウトカムが起こった時間，アウトカムが起こらなかった被験者では追跡中に被験者が観察された最後の時間を指します。後者のデータは**打ち切り(censor)されたデータ**と呼びます。

　打ち切りは，研究途中で被験者の追跡が不可能になるなど研究から脱落することによって起こるだけでなく，研究終了による追跡の打ち切りによっても起こります。そのような場合の時間のデータは，生存時間ではなく最終的な追跡時間なので，観測された時間のデータの算術平均で平均生存時間などを単純に割り出すことはできません。例えば100人の患者さんのうち，10人が5年で死亡，残りの90人が5年で追跡終了の場合，平均生存時間が5年とは言えません。

累積生存率とリスク

　カプランマイヤー曲線で，Y軸上に「生存率」として表されている値は，正確には「累積生存率」と呼ばれ，その時点で被験者が生存している確率を表します。例えば，3日目の時点で生存しているためには，1日目，2日目も生存していなければならないので，以下のように計算できます。

　3日間の累積生存率
　　＝1日目の生存率 ×2日目の生存率 ×3日目の生存率
　　＝(1−1日目の死亡リスク)×(1−2日目の死亡リスク)
　　　×(1−3日目の死亡リスク)

　仮に，ある人が交通事故に遭う確率を1日あたり10％とすると，今日から3日目が終わるまで交通事故に遭わない確率は，「3日間の累積生存率＝90％×90％×90％＝73％」と計算できます。カプランマイヤー曲線における生存率は，死亡が起こったそれぞれの時点で階段状に減少します。時間の経過とともに死亡する被験者の数は増加するので，この累積生存率はどんどん

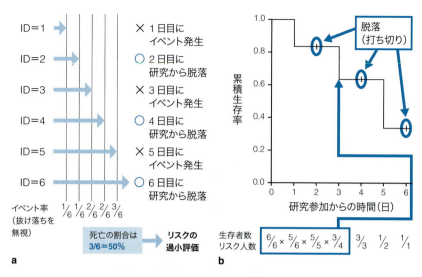

図 6-2　カプランマイヤー曲線を描く手順

a：割合を用いて死亡リスクを計算する。b：各時点で起こるリスクを計算し，累積することで生存率を計算したカプランマイヤー曲線。

減っていくのみで増えることはありません。逆に累積死亡率は増える一方で，減ることはありません。ここで図6-2の通りデータを使って，実際にカプランマイヤー曲線を描いてみましょう。

　ID＝1の人は1日目にイベントが発生，ID＝2の人は2日目に研究から脱落したという具合に，6人のデータがあるとします。抜け落ちを考慮に入れず，その日までに何人にイベントが起こったかで死亡率を計算すると，死亡率は1日目で1/6，3日目に2/6，5日目以降は3/6と計算できます。しかしこれは，脱落した人が仮に脱落しなかったとしたときに起こるべきイベント率が考慮されていないので，母集団における真のリスクの過小評価につながります。

　そこで，図6-2bのカプランマイヤー曲線では，各時点それぞれに起こるリスクをまず計算し，それを累積することにより，生存率を計算していきます。図6-2では1日目にイベントが起こったので，最初に6人いた人が1日目の終わりには5人に減っています。1日目の生存率は5/6となります。2日目は1人抜け落ちていますが，抜け落ちはその日の生存者数に含め，2日

76

目のリスクは5/5となります．2日目に抜け落ちた人は，3日目のリスク人数から抜きます．3日目は最初に4人いたのが，1人にイベントが起こったので，4日目の生存率は3/4となります．これを最後まで繰り返し，各時点までの生存率をすべて掛け算したものが，累積生存率となります．累積生存率は，目の前にいる人が各時点までに生存する確率となります．

打ち切りのデータは計算上どう扱うか

　研究途中で脱落してしまった被験者のデータは，脱落直前の生存率の計算には使用されますが，脱落した時点で計算から削除されます．

　カプランマイヤー曲線では，抜け落ちた人のデータを次にイベントが起こった時点で分母から抜くことにより，抜け落ちた人の死亡リスクは抜け落ちなかった人と同じだと推測して，生存率をより正確に見積もることができるのです（図6-3）．一方，打ち切りが多く起こり過ぎているようなデータでは，時間の経過に伴いリスク計算の分母がどんどん減少し，その計算は正確性を失います．正確度を示すため，**カプランマイヤー曲線を論文に記載する際には図6-4のように，各時点で何人の被験者が研究に残っているかをグループごとに示す必要があります**[2]．

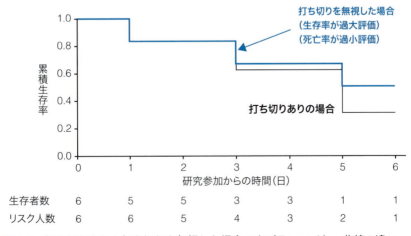

図6-3　打ち切りありと打ち切りを無視した場合のカプランマイヤー曲線の違い

カプランマイヤー曲線で用いるパラメータ

図6-4のように複数群間で生存率を比べる場合，カプランマイヤー曲線では以下の4つのパラメータを比較に用いることが可能です。
① ある時点での生存率
② 生存時間中央値
③ 生存時間平均値
④ ハザード比

図6-4では12か月の時点での累積の生存率は介入群では42%，コントロール群では24%でした。②の**生存時間中央値は，累積生存率が50%になる時間に相当します**。生存時間中央値は介入群では9.2か月，コントロール群では6.0か月でした。生存時間中央値は，カプランマイヤー曲線のテールのデータ（リスク人数が減ってくる右下部分のデータ）にあまり依存しないので，カプランマイヤー曲線の代表的なパラメータとしてよく使用されます。

一方，観察最終時点で生存率が50%を下回らない場合は，生存時間中央値は未達ということになり，論文ではnot reached（NR）と表記されることがあります。「未達の場合，データが未熟ではないか」とデータの科学性を問う発言をされる人がいるようですが，予後良好な患者さんを対象とした研究や

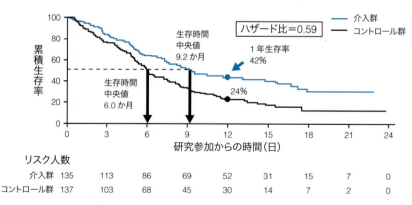

図6-4　残っている被験者を示したカプランマイヤー曲線の例

〔Spigel DR, et al：A phase III study（CheckMate 017）of nivolumab（anti programmed death-1）vs docetaxel in previously treated advanced or metastatic squamous（SQ）cell non-small-cell lung cancer（NSCLC）. J Clin Oncol（ASCO Annual Meeting）33（supple）: abstr 8009, 2015 より〕

治療に効果がある場合は，研究期間内に生存率が50%を下回らないことはよくあります。生存時間中央値がNRだからといってデータが未熟であったり，解析結果の妥当性が損なわれたりするわけではありません。

　そのような場合に中央値に代わって用いられるのが，生存時間平均値です。**生存時間平均値はカプランマイヤー曲線の曲面下面積で表されます。**曲面下面積は最終観察時点によって変わるので，複数群間で平均生存時間を比較する場合は，例えば12か月時点など時間をそろえたうえで，その時点までの曲面下面積を平均生存時間として計算します。これを制限付き平均生存時間(restricted mean survival time：RMST)と呼び，最近はがんの第3相試験などで多く用いられています。

　近年，がんの免疫チェックポイント阻害薬などの第3相試験では，治療の初期に効果がみられず，カプランマイヤー曲線がクロスしてしまうなどの現象が多くみられるようになりました。カプランマイヤー曲線がクロスした場合，中央値を群間比較すると差がつきにくいデメリットがあります。その場合は，中央値よりも生存時間平均値や，累積生存率を用いるほうがよいとされています。図6-4 はチェックメイト057試験の結果を表したカプランマイヤー曲線ですが，このデータでは24か月時点における累積生存率はリスク人数が少なくなることにより，生存率が過小評価，死亡率が過大評価される可能性が高いため，使用はお勧めできません。累積生存率を用いるときは，リスク人数がある程度担保されている時点で評価することが大切です。

ハザードとは何か

　カプランマイヤー曲線で示された，比較群間の生存率の差を数値化する場合に非常によく用いられるのが，ハザード比です。「ハザード」とは瞬間的なリスクを指しますが，簡単に言うとイベントが起こるスピードのことです。死亡がエンドポイントの場合は，ハザードは死亡速度を表します。死亡速度が早ければ，生存率が50%を切ってしまう時間(生存時間中央値)に早く到達しますし，スピードが遅ければ生存時間中央値は長くなります(図6-5)。ハザードが観察期間で一定の場合，2群の生存率を比べるハザード比が0.5(介入治療のほうが死亡速度が半分になる)であれば，生存時間中央値は2倍になります。

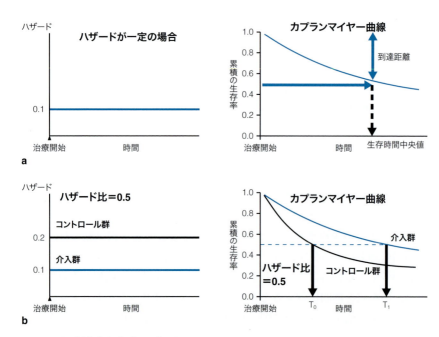

図 6-5　死亡速度を表すハザード

a：ハザードとは，速度（スピード）である。死亡がエンドポイントのとき，ハザードは死亡速度で，1−累積の生存率は到達距離を表す。b：ハザードが2倍になると半分の時間で50％（距離）に到達する。比例ハザード性とは，ハザードの比が時間で変化しないということである。T_0：コントロール群の生存時間中央値。T_1：介入群の生存時間中央値。$T_1 = 2 \times T_0$ である。

比例ハザード性とは何か

　カプランマイヤー曲線がクロスした例である図6-6を見てみましょう[3]。ハザード比は0.73と計算されています。つまりコントロール群（ドセタキセル）のハザード（死亡速度）を1とすると，介入群（ニボルマブ）の死亡スピードは0.73になることを示します。あれっ，それって変ですよね。治療開始半年くらいまでは，介入群のほうが生存率が悪くなっています。つまり，6か月頃までのデータのみを用いてハザード比を計算すると，ハザード比は1よりも大きくなりそうですね。

　一般的に，カプランマイヤー曲線に対して計算される**ハザード比とは，観**

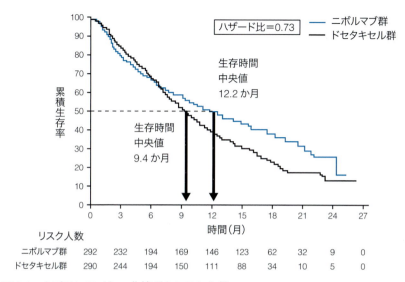

図 6-6　カプランマイヤー曲線がクロスした例

(Brahmer J, et al : Nivolumab versus Docetaxel in Advanced Squamous-Cell Non-Small-Cell Lung Cancer. N Engl J Med 373 : 123-135, 2015 より)

察期間のそれぞれの時点で比較群間のハザード比を計算し，それらのハザード比を症例数で重みをつけて観察期間全体で平均化したものになります。このデータでは，半年以降のデータのみで仮にハザード比を計算すると 0.73 より小さい値になりますが，観察期間全体で平均化すると半年より前の期間ではハザード比は 1 を上回るため，全体では 0.73 になりました。この平均して計算されたハザード比をもって，観察期間全体で介入群のハザードがコントロール群よりもおしなべて 27％減っていると解釈するわけです。よって，カプランマイヤー曲線がクロスするなどコントロール群と比べた介入群の治療効果が明らかに時間で変動している場合は，全体を平均化して 1 つの数字で表すハザード比のみをもって治療効果を判断すると，解釈を誤ってしまう可能性があります。

　一般に，ハザード比を計算するときに最もよく用いられるコックス比例ハザード回帰は，ハザード比が時間によって変わらないという仮定のもと成り立つと言われています。比例ハザード性が成り立たない場合，平均化するとハザード比自体では効果はみられなくても，ある時点までは効果がある（な

い)というように時間によって治療効果が変動する際には，その変動を無視することによる治療効果の過小評価にもつながりかねませんので，ハザード比のみを見るのではなく，カプランマイヤー曲線が示しているリスクの変動を注意深く観察することが大切です。

Review

- カプランマイヤー曲線における生存時間中央値は，生存率がちょうど50%になる時間で計算される。
- カプランマイヤー曲線で表される累積生存率は，「瞬間的な生存率」の累積で計算される。
- カプランマイヤー曲線における平均生存時間は，曲面下面積を用いて計算される。
- 中途打ち切りの被験者のデータは打ち切り以降のリスク計算から除かれる。
- 各時点での被験者数(リスク人数)は，群ごとに必ず記載する。
- リスク人数が少なくなり過ぎると，死亡率を過大評価，生存率を過小評価するので注意が必要である。
- ハザードとは，イベントが起こる瞬間的なリスク，イベントが起こるスピードである。
- カプランマイヤー曲線がクロスする場合，生存時間中央値は差が出にくい。
- ハザード比は，異なる時点で計算されたハザード比の時間的な平均値で表される。
- 比例ハザード性とは，ハザード比が時間で変動しないことを指す。
- 比例ハザード性が成り立たない場合，ハザード比による解析は治療効果の時間的な変動を考慮していないので注意が必要である。

参考文献

1) Girard TD, et al : Efficacy and safety of a paired sedation and ventilator weaning protocol for mechanically ventilated patients in intensive care（Awakening and Breathing Controlled trial）: a randomised controlled trial. Lancet 371 : 126-134, 2008【PMID】18191684

Lesson 6　生存時間解析

2) Spigel DR, et al : A phase III study (CheckMate 017) of nivolumab (anti programmed death-1) vs docetaxel in previously treated advanced or metastatic squamous (SQ) cell non-small-cell lung cancer (NSCLC). J Clin Oncol (ASCO Annual Meeting) 33 (supple): abstr 8009, 2015

3) Brahmer J, et al : Nivolumab versus Docetaxel in Advanced Squamous-Cell Non-Small-Cell Lung Cancer. N Engl J Med 373 : 123-135, 2015 【PMID】26028407

Lesson

7

交絡と多変量解析

見せかけの相関

　「パチンコをしたら肺がんになる」「薬を飲むと死んでしまう」など，実際には起こりそうにないことでも，データを集めてみたら変てこな結果が出ることがよくあります。これは，パチンコをする人はしない人に比べ喫煙者が多い，薬を飲む人は飲まない人に比べ高齢者が多いなど，比較群間のデータの偏りから起こります。このような偏りを起こす因子を**交絡因子**と呼びます。交絡因子によって，**間違った見せかけの相関（バイアス）**が生まれてしまうのです。人を対象とした研究では，交絡因子によるバイアスを取り除くことが重要です。

　最もよく使われる研究デザインの1つである**無作為化比較試験**では，コインの表が出れば「介入あり」，裏が出れば「介入なし」のように，患者さんが介入治療を受けるかそうでないかの割り付けを完全に無作為に行うことによって，両群間の患者さんの性質をそろえることができます。これにより，観測されたアウトカムの差は「介入があるか，ないか」のみに依存するため，観測される違いは介入治療によるものだと判断することができます。**表7-1**では，アスピリンの効果を調べた無作為化比較試験の患者背景を示しています[1]。このように無作為化によって，患者背景のバランスがとれているので，アウトカムである死亡率の違いは直接アスピリンの使用によるものだということがわかります。

　一方，実際の臨床のデータを用いた研究では無作為化を行うことはできないため，交絡による見せかけの相関がよく起こります。

85

表 7-1　無作為化比較試験における患者背景

	アスピリン使用群 （N＝2,226）	アスピリン非使用群 （N＝2,269）
平均年齢（標準偏差）	64.5（7.7）	64.3（7.6）
男性	43%	42%
糖尿病	17%	16%
高血圧	41%	36%

（de Gaetano G : Low-dose aspirin and vitamin E in people at cardiovascular risk : a randomised trial in general practice. Collaborative Group of the Primary Prevention Project. Lancet 357 : 89-95, 2001 より）

リンゴとミカンを比べない交絡のコンセプト

　アスピリンの効果を調べるため，既存の心疾患でエコーをとった 6,174 人の患者さんの 3 年間の生存率をアスピリン使用群と非使用群で比べました[2]。死亡率は両群ともに 4.5%（P 値＝0.5）で違いは検出されませんでした。このデータをもとに，アスピリンによる延命効果はなしと判断できるでしょうか？　答えは明らかにノーです。この研究にどのような人が参加したか，患者背景を見てみると（表 7-2），アスピリン使用者は非使用者に比べて，平均年齢が 6 歳上で，男性，糖尿病，高血圧の割合が多く，特に心動脈疾患の割合は使用群 70% に対し非使用群 20% と，アスピリンを使っていない人は

表 7-2　観察研究における患者背景

	アスピリン使用群 （N＝2,310）	アスピリン非使用群 （N＝3,864）	P 値
平均年齢（標準偏差）	62（11）	56（12）	＜0.001
男性	77%	56%	＜0.001
糖尿病	17%	11%	＜0.001
高血圧	53%	41%	＜0.001
心動脈疾患	70%	20%	＜0.001

（Gum PA, et al : Aspirin use and all-cause mortality among patients being evaluated for known or suspected coronary artery disease. A propensity analysis. JAMA 286 : 1187-1194, 2001 より）

Lesson 7　交絡と多変量解析

使った人より心臓病リスクがかなり低いことがわかります[2]。より重症な人ほどアスピリンを投薬されていたようです。

　つまり，アスピリン使用の有無にかかわらず，もともとアスピリン使用群には非使用群に比べてすでに重症な患者さんが多く入っているので，効果がなかったのはアスピリンが効かないからではなく，データの偏りから起こる見せかけの相関と言えます。アスピリン使用群では重症者が多く入っていたので，研究対象であるアスピリンの効果が，アウトカム(死亡)に直接影響を及ぼす研究対象外の因子(年齢，性別，糖尿病，高血圧，心動脈疾患)と絡み合ってしまい，見せかけの相関(交絡)が起こったと言えます。この例では年齢，性別，糖尿病，高血圧，心動脈疾患のような交絡を起こす因子が交絡因子となります。このように性質の異なるグループ間での比較を英語で「compare apples and oranges」(**リンゴとミカンを比べる**)といいます。リンゴとミカンは性質が異なるため，フェアな比較はできないという意味です。

　交絡の調整法には，例えば年齢が交絡因子の場合，**データを高齢者のみに限定する方法**や，それぞれのアスピリン使用者に対し，年齢，性別，糖尿病などが同じでアスピリン非使用者をコントロール群として選択する**マッチング法**などもあります。より多くの交絡因子でマッチすることができる，傾向スコアによるマッチング法などは最近では多くの研究で使用されています(傾向スコアについては Lesson 8 で詳しく説明しています)。

　交絡の調整を行う最も一般的な統計手法が回帰分析です。回帰分析を使うことにより年齢，性別，糖尿病，高血圧，心動脈疾患などが違ってもその違いからくる死亡率を計算し，その影響を差し引いたあとアスピリンと死亡率の関連を調べることができます。これを**「回帰分析による交絡の調整」**と呼んでいます。それでは，本 Lesson の初めに紹介したアスピリンの効果を調べる観察研究を例にとって，回帰分析による交絡の調整について説明します。**表7-3** にこの研究の結果を示しています[2]。

　年齢，性別，心動脈疾患を調整しないで両群の死亡率をそのまま比較したハザード比は 1.08($P = 0.5$ で有意差なし)なので，アスピリンの効果なしという結果になりますが，性別・年齢の違いからくる死亡率の違いをコックス比例ハザード回帰を用いて調整すると，結果がハザード比で 0.75 となりました。このハザード比は，非使用群の死亡率を 1 としたときに使用群の死亡率は 0.75($P = 0.02$ で有意差あり)であると解釈できるので，アスピリンに

87

表7-3　アスピリン使用患者群間におけるコックス比例ハザード回帰（N＝6,174）

モデル	ハザード比（95％信頼区間）	P値
未調整	1.08（0.85−1.39）	0.50
性別・年齢を調整	0.75（0.58−0.96）	0.02
性別・年齢・心動脈疾患を調整	0.57（0.44−0.74）	＜0.001

(Gum PA, et al : Aspirin use and all-cause mortality among patients being evaluated for known or suspected coronary artery disease. A propensity analysis. JAMA 286 : 1187−1194, 2001 より)

よって死亡率が25％削減したことがわかります。さらに心動脈疾患の違いを調整に加えるとハザード比は0.57（P＜0.001）となりました。

　「回帰モデルを使うとなると，急にブラックボックスが登場し，何が何だかわからない」といった意見を聞くのですが，回帰モデルが行っていることは皆さんがごくごく普通に頭の中で行っていることなのです。それではここでコックス比例ハザード回帰で行ったことを皆さんの頭の中で行ってみましょう。用意はいいですか？

　表7-2のそれぞれの群の予後をアスピリンの使用の有無を考慮せず，患者背景のみから予測すると，使用群の1年後の死亡率は非使用群の何倍だと予測できるでしょうか？　使用群のほうが予後が悪いことは明らかなので，仮にアスピリン使用群の死亡率は2倍であると予想します。実際には両群で死亡率が同じだったことは，アスピリンを使用しなければ2倍になっていたはずの死亡率をアスピリンのおかげで同程度（ハザード比＝1.08）にすることができたということですから，アスピリンには死亡率を半分にする効果があったのではないかという結論を導くことができますね。

　回帰分析の主たる目的は，通常皆さんが頭で行うこの「比較群の違いから起こる比較群間のリスクの違いを考慮に入れて」その影響を差し引いたのち，アスピリンと死亡率の関連を調べる，リスクアジャストメントを統計的な手法を用いて行うことです。

9歳の姉 vs 6歳の妹

　この回帰分析による調整の考え方について，まだピンとこないと言う人，それではもっと日常的な例で考えてみましょう。私の上の娘が9歳くらい

のとき，3つ下の妹に「妹は1桁の足し算しかできない，掛け算のできる自分のほうが偉い」と得意げに言ったことがありました。「6歳なんだから掛け算ができないのは当たり前でしょ，あなたも6歳の頃はできなかったのよ」と言っても，どうして自分のほうが偉くないのか理解できなかったようです。

　この場合の交絡の調整とは，年齢による算数能力の違いを考慮に入れそれを差し引いたあと，つまり9歳の娘が「自分が妹と同じ6歳のときはどうだっただろう」と算数能力を妹と比較するということです。どうやら娘は年齢による算数能力の調整ができなかったようですね。いかがでしょうか，この考え方が日常私たちがごくごく普通に使っているものだとおわかりいただけましたか？　このような交絡の例は皆さんの身近にたくさんありますので，思い出してみてください。

　一般に，無作為化比較試験では無作為化によって比較群がそろい，リンゴはリンゴ，ミカンはミカンと比べられるので交絡が生じにくいため，解析もスチューデントのt検定やピアソンのカイ2乗検定など直接アウトカムを群間で比較する単変量解析で済ませられますが，**無作為化の行われていない観察研究では，回帰分析などによる交絡の調整が不可欠です。単変量解析のみでは，国際誌に研究結果を発表することはほとんど不可能です。**

回帰分析手法の選択の仕方

　ではここからは，回帰分析手法の選択方法のポイントについて説明します。まずは，下記に挙げた3つの研究における適切な手法を選んでください。

例題

下記の3つの研究における適切な手法を選んでください。

研究1　新規の鎮静薬を投与した50人の患者さんと投与しない50人の患者さん間で，重篤度を調整しながら入院日数を比較する。

研究2　30人の慢性腎臓病患者さんのBMIと炎症マーカー（CRP）の相関を，性別を考慮に入れて調べる。

研究3　ICUに入院中の患者さんのせん妄の有無について，入院中毎日測定し変化を調べる。

統計手法の選択肢
....

線形回帰，順序ロジスティック回帰，2値ロジスティック回帰，多項ロジスティック回帰，コックス比例ハザード回帰，混合効果モデル，一般化推定方程式

単変量解析はなんとなくわかったんだけど，回帰分析になるともうだめだ！　と思った人。ここで諦めないでください。データに合った回帰分析手法を選択する際のポイントは4つ。単変量解析の場合より少なく簡単です（表7-4）。

表7-4　回帰分析手法を選択する際の4つのチェックポイント

アウトカムの測定	アウトカムデータの種類	残差の正規性	症例数	適切な回帰分析モデル
対応なし	連続変数	正規分布	曝露因子1つにつき15	線形回帰
		非正規分布	曝露因子1つにつき15	線形回帰*
	順序変数			順序ロジスティック回帰
	2値変数		曝露因子1つにつき，アウトカムのカテゴリーが少ないほうの数が10	2値ロジスティック回帰
	名義変数（カテゴリー数≧3）			多項ロジスティック回帰
	打ち切り例がある2値変数（生存時間解析）		曝露因子1つにつき，アウトカムのイベント数が10	コックス比例ハザード回帰
対応あり	連続変数	正規分布		混合効果モデル，一般化推定方程式
		非正規分布		混合効果モデル*，一般化推定方程式*
	順序変数			一般化推定方程式
	名義変数（カテゴリー数≧3）			一般化推定方程式

＊アウトカム変数のログ変換などで残差が正規分布するよう変換する。

Lesson 7　交絡と多変量解析

アウトカムに対応はあるか（繰り返し測定されているか）？

　Lesson 4 の単変量統計検定の選び方の表（表4-2，p50）にあった，比較デー
タに対応があるかどうかと同じです。一般に知られている回帰分析の手法
は，解析されるアウトカムの 1 つひとつがそれぞれ独立の別々の患者さん
から集められたデータであると想定され，P 値の計算が行われます。それに
対して，右目/左目のようにデータが同じ人から 2 度計測されている場合や，
1 人の患者さんからデータが時間で繰り返し 2 回以上測定されている場合な
ど，データの対応を考慮に入れることのできる特別な回帰式を使って P 値
の計算を行います。

アウトカムは，連続変数，順序変数，名義変数，2 値変数のいずれに分類できるか？

　これも Lesson 4 で説明したアウトカムの種類と同様，アウトカムの種類
でも用いられる回帰分析手法が変わります。対応のないデータでアウトカム
が連続変数の場合は線形回帰，2 値変数の場合は 2 値ロジスティック回帰，
アウトカムが 3 カテゴリー以上のもので，軽症，中等症，重症などのよう
に順序がつけられるカテゴリー変数の場合は順序ロジスティック回帰，順序
がつけられないカテゴリー変数の場合は多項ロジスティック回帰，打ち切り
がある 2 値変数の場合はコックス比例ハザード回帰というように，アウト
カムの種類によって選択される回帰分析手法が変わります。

アウトカムが連続変数の場合，残差の分布は正規分布であるか？

　単変量解析の場合は，アウトカムが連続変数で正規分布に従っていればス
チューデントの t 検定のようなパラメトリック検定，そうでなければノンパ
ラメトリック検定を使いますが，通常の統計ソフトで使用される回帰分析に
はノンパラメトリック検定がありません。アウトカムが連続変数の場合に使
われる線形回帰や混合効果モデルは，残差（アウトカムと回帰式による予測
値の差）が正規分布だと想定して P 値の計算が行われるため，そうでない場
合はアウトカムを対数，ルート，2 乗，3 乗など数学変換し，残差の分布を

91

できる限り正規分布に近付けます。残差の分布はアウトカムの分布と近似する場合が多いため，アウトカムが正規分布に従うかどうかをみるように指示しているテキストブックも多くありますが，**アウトカムが正規分布でなくても残差が正規分布に従っていればよいわけです。**

症例数は十分か？

　回帰分析では複数の曝露因子とアウトカムの関連性を調べられるという利点がありますが，あまりに多くの曝露因子を入れ過ぎると分析結果が不安定になります。そのため，症例数は各回帰分析に入れる曝露因子の数に合わせて大きくする必要があります。症例数と個々の回帰分析に入れられる説明変数の数の関係を表 7-5 で表します。

　例えば，飲酒と喫煙が肺がんのアウトカムと関連があるかどうかを調べる場合，肺がんを示すアウトカムが連続変数のときに用いられる線形回帰では，症例数は「曝露因子数(2)×15」，つまり 30 人の被験者が必要となります。

　2 値のアウトカムに使われるロジスティック回帰では，「あり/なし」のような 2 値のアウトカムの「少ないほう」の数が「曝露因子数 × 10」以上であるようにデータを集めます。 この例では，肺がんの発症率を 10% とすると，20 人の被験者が「肺がんあり」となるためには最低 200 人が必要になります。コックス比例ハザード回帰では，2 値のアウトカムの「あり」の群の数が「曝露因子数 × 10」となるよう症例数を決めます。

表 7-5　症例数と個々の回帰分析に入れられる説明変数の数の関係

	回帰式に入れられる説明変数の数の目安
線形回帰	総症例数を 15 で割った数
2 値ロジスティック回帰	イベントあり群となし群の症例数の小さいほうの数 ÷10
コックス比例ハザード回帰	イベントあり群の症例数 ÷10

Lesson 7　交絡と多変量解析

回帰分析で調整する説明変数はどう選ぶか？

　回帰分析に入れられる説明変数が決まったら，次にどの変数をモデルに入れるかを決めなければなりません。多くの論文では間違った選択法が用いられているので，これを機にぜひ正しい選び方を学びましょう。それでは問題です。

Q1 以下の❶～❻から回帰分析に用いる説明変数の選択について，適切な方法を１つ選んでください。

　❶それぞれの交絡因子を「アスピリン使用」「非使用」の２群間でスチューデントのｔ検定やピアソンのカイ２乗検定などを用いて比較し，有意差の出たもののみ（またはＰ値の小さい順に５つ）回帰分析に加える。

　❷それぞれの交絡因子を「死亡」「生存」の２群間でスチューデントのｔ検定やピアソンのカイ２乗検定などを用いて比較し，有意差の出たもののみ（またはＰ値の小さい順に５つ）回帰式に加える。

　❸すべての交絡因子を回帰式に入れ，有意差の出る交絡因子のみを選ぶようなコンピュータによる自動選択をする（ステップワイズ法）。

　❹すべての交絡因子を回帰式に入れ，有意差の出ない交絡因子をステップワイズ法でなく手作業で回帰式から取り除く。

　❺❶のように，せん妄との関連を単変量解析で調べたのち，有意差の出た交絡因子のなかからさらにステップワイズ法で有意差の出る交絡因子を探す。

　❻データを一切見ず，文献や医学的見地を参照し，アウトカムである死亡に対するリスク因子のなかからリスクの大きい順に５つ選び出す。

　いずれもよく用いられる方法ですが，**正解は❻です**。❶～❺は，データを用いてＰ値を一番小さくする方法として知られていますが，これらの方法を用いると，**Ｐ値が小さくなり過ぎてしまう**という問題が生じます。「Ｐ値は小さいほうがよいのではないか」との声もよく耳にしますが，Ｐ値が小さ過ぎると再現性のない結果になりかねません。自分が行った研究では差が出

93

たけれど，ほかの研究者が同様の研究を繰り返した場合に全く異なる結果が出てしまうようでは，信頼性のある結果とは呼べません。

A1 ･･･ ❻

❶〜❺では，最終的な回帰式に加える変数の数はアスピリンを加え 27 個ですが，そこに到達する前に単変量解析やコンピュータによる自動計算などによって多数の P 値が計算されています。この 27 個とは，正確には最終的な回帰式に入っている説明変数の数だけではなく，説明変数の選択時に計算された P 値すべてを数えます。ですから，単変量解析でもかなり多くの P 値が計算されており，コンピュータによる自動選択法では単変量解析の何十倍も P 値が計算されるので，まさに「見過ぎ」が生じてしまうのです。

多変量解析における「見過ぎによる出過ぎ」は専門用語では「過適合（オーバーフィッティング，overfitting）」と呼ばれ，ジャーナルによっては先ほど示した❶〜❺の方法を使用しないよう指示している場合もあります[1]。過適合とは，解析で得られた結果が解析に用いたデータセットにしか当てはまらず，ほかのデータセットに当てはまらない状態を言います。手元にあるデータセットに依存して作成された回帰式は，作成に使用したデータにはよく適合（フィッティング）しますが，解析に用いられていないデータには当てはまりが悪いということです。例えば，オーダーメイドのスーツは自分の身体には見事にフィットしますが，大量生産には向いていませんよね。大量生産のスーツが，日本人の多くに当てはまりがよいように，特定の個人の身体の凸凹にそれほどとらわれず，平均的な日本人の体形にフィットするようにデザインされているのと同じです。なお，「見過ぎによる出過ぎ」の問題については，多重検定について解説する Lesson 10 でも取り上げます。

交絡除去に対応できる症例数の確保を

それでは，❻の方法を用いて先に進みます。このアスピリンの論文[2]の例では，アウトカムである死亡生存に大きくかかわっていると考えられる交絡因子を 26 個選択し，コックス比例ハザード回帰にアスピリン使用を表す変数と同時に入れます。これにより，アスピリンの効果はこれらモデルに入れられた変数によって交絡されていない，調整された結果として解析すること

94

Lesson 7　交絡と多変量解析

ができるのです。

　ここでは当然，モデルに入れられなかった因子による交絡には対処していないので，それを批判される場合もあります。そのような批判を防ぐためにも，**重要な交絡因子は必ず研究前に調査し，解析で調整しなければならない交絡因子の数を見積もり，交絡因子のデータを集めるとともに，それらの交絡因子を回帰式に入れられるように十分な症例数を集めることが重要です。**オーダーメイドのスーツの例に戻ると，大量生産されるスーツのデザインは特定の個人の体形にあまりとらわれ過ぎず，過去の経験や理論値などをもとに平均的な日本人の体形はどういったものかを考えて作られるということと同義です。

　この研究の場合，27個の交絡が多変量回帰モデルで補正されていました。アスピリンを入れて，モデルに加えられた変数は28個です。このように27個の交絡因子をどうしても調整したいのであれば，少なくとも「10×28＝280」のイベント（この場合死亡者数）が集まるように症例数を設定する必要があったといえますが，集められた死亡数は276ですから，研究開始前にきちんとプランニングがされていたようです。

Q2 復習です。以下の問に答えてください。

問1 新規の鎮静薬を投与した50人の患者さんと投与しない50人の患者さん間で入院日数を比較する。重篤度など交絡因子はいくつまで回帰分析に入れることができるか？

問2 健常者を10年間追跡しベースライン時のコレステロール値と10年後の心臓疾患率の関連を調べるため，ロジスティック回帰分析を行った。ベースライン時の年齢，BMI，喫煙状態（あり，なし）など，3つの交絡因子で調整するためには何人の被験者のデータが必要か？　10年後の心臓疾患率は30％とする。

問3 問2で10年後の心臓疾患率を90％とすると，この研究には何人の被験者が必要か？

問4 問2で解析をロジスティック回帰分析ではなくコックス比例ハザード回帰で行った。10年後の心臓疾患率を90％とすると，この研究には何人の被験者が必要か？

95

A2

問 1 5 個。100 ÷ 15 ≒ 6。説明変数は計 6 個まで入れられる。ただし，鎮静薬を 1 とカウントするため 6 − 1 ＝ 5 個となる。

問 2 ロジスティック回帰分析に入れられる説明変数の総数は 4(コレステロール，年齢，BMI，喫煙)なので，4 × 10 ＝ 40。疾病率 30％だから 40 ÷ 0.3 ≒ 133 人。

問 3 40 ÷ 0.1 ＝ 400 人(ロジスティック回帰分析はイベントありの率とイベントなしの率の小さいほうを用いるので)。

問 4 40 ÷ 0.9 ≒ 44 人。

例題(p89)の答えは順に，**研究 1：線形回帰(アウトカムを数学変換で正規分布にしたもの)，研究 2：線形回帰，研究 3：混合効果モデル，一般化推定方程式**です。いかがでしたか？

Review

　臨床研究において交絡を防ぐ最も効果的な方法は回帰分析による交絡の調整である。回帰分析の選択方法は以下のポイントで決まる。
- アウトカムの種類，および分布は正規分布か？
- アウトカム測定に繰り返しなど対応があるか？
- 症例数は十分か？

―― 参考文献

1) de Gaetano G : Low-dose aspirin and vitamin E in people at cardiovascular risk: a randomised trial in general practice. Collaborative Group of the Primary Prevention Project. Lancet 357 : 89−95, 2001【PMID】11197445

2) Gum PA, et al : Aspirin use and all-cause mortality among patients being evaluated for known or suspected coronary artery disease. A propensity analysis. JAMA 286 : 1187−1194, 2001【PMID】11559263

Lesson

8

交絡と傾向スコア

　傾向スコアは 1983 年に初めて臨床研究論文[1]で紹介され，近年のデータの電子化に伴い，豊富になったビッグデータなどを用いた観察研究の発展とともに世に広く知れ渡るようになりました。**傾向スコア**とは，研究対象薬剤など曝露を有している確率のことで，Lesson 7 のアスピリン研究の例では，年齢，性別，BMI，喫煙状態，心動脈疾患，糖尿病，高血圧の有無などから割り出した，アスピリンを使用している確率です。処方箋がないと使えない薬剤の場合は，処方確率となります。例えば年齢 65 歳，BMI 28(kg/m^2)，喫煙あり，心動脈疾患あり，糖尿病あり，高血圧の男性に何％くらいの確率でアスピリンを処方するでしょうか。そう，これが傾向スコアです。それぞれの被験者の背景によって，違うスコアが計算できますね。傾向スコアは，上に挙げたような交絡になり得る変数を説明変数として加え，アスピリンの使用の有無をアウトカムとしたロジスティック回帰が計算する予測確率で，統計ソフトを用いて簡単に計算できます。図 8-1 に Google Scholar で検索した傾向スコアを用いた論文数を論文の発表年ごとに示しています。

　このアスピリンの研究では，多変量解析で得られた結果を確認する意味で，傾向スコアを使ってマッチングを行いました。**マッチングとは，アスピリン使用患者さんの 1 人ひとりに傾向スコアが同じ（または近い）アスピリンの非使用者を選び，これをすべてのアスピリン使用者について繰り返し，マッチされたアスピリン使用者と非使用者のみを解析に加えることです。**表 8-1 では傾向スコアでマッチング前とマッチング後で交絡因子のバランスを比べています[2]。

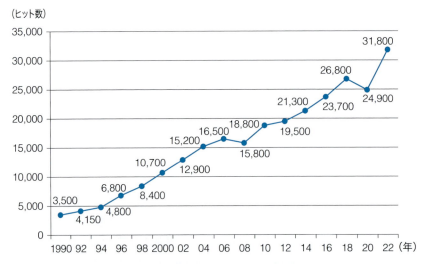

図 8-1　Google Scholar における「傾向スコア」のヒット数

疑似無作為化とは

　マッチングを行ったデータでは，それぞれの交絡因子がアスピリンの使用，非使用者間できれいにそろっているのがわかります。通常は無作為化によって比較群をそろえますが，観察研究においても傾向をスコアを用いたマッチングによって，まるで無作為化がなされたかのようなきれいにそろった比較群を作り上げることができるのです。これを**疑似の無作為化（quasi randomization）**と呼びます。これで背景がそろったので，多変量回帰分析を用いずとも，2 群間で死亡率を比較することができます。つまりリンゴとリンゴを比べることができるようになったわけです。マッチされた被験者のみでアスピリンの有効性を比較すると，ハザード比は 0.53（P 値＝0.002）でアスピリンにより死亡リスクが 47％減ることがわかりました。

　この解析をよく見ると，マッチング後のデータセットでは約 6,000 人の被験者が約 2,700 人に減っていることがわかります。アスピリン使用者は全体的に傾向スコアが高く，非使用者は低い，つまり重篤な患者さんの多くはアスピリンをすでに使用しており，傾向スコアが同様に大きくてアスピリンを使用していない患者さんがマッチングしきれず解析から省かれているのです

Lesson 8　交絡と傾向スコア

表 8-1　マッチング後のアスピリン使用における患者背景

交絡因子	アスピリン使用群 （N＝1,351）	非使用群 （N＝1,351）	P 値
人口統計			
年齢（標準偏差）	60（11）	61（11）	0.16
男性（%）	951（70）	974（72）	0.33
病歴			
糖尿病（%）	203（15）	207（15）	0.83
高血圧（%）	679（50）	698（52）	0.46
喫煙（%）	161（12）	162（12）	0.95
心臓の交絡因子			
心動脈疾患（%）	652（48）	659（49）	0.79
心動脈バイパス移植（%）	251（19）	235（17）	0.42
経皮冠状動脈介入（%）	166（12）	147（11）	0.25
心筋梗塞（%）	194（14）	206（15）	0.52
心房細動（%）	21（2）	24（2）	0.65
うっ血性心不全（%）	79（6）	89（7）	0.43

（Gum PA, et al：Aspirin use and all-cause mortality among patients being evaluated for known or suspected coronary artery disease：A propensity analysis. JAMA 286：1187−1194, 2001 より）

（図 8-2）。

傾向スコア逆確率重み法

　　マッチングによって特定の患者さんのデータが解析から省かれることで，解析に偏りが生じ，結果の一般化が難しくなることがあります。観察研究は介入研究に比べて結果の一般化がしやすいメリットがあるにもかかわらず，そのメリットがマッチングによって失われてしまいます。そこで，マッチングによるデータの損失を防ぐために，観察されたすべてのデータを用いた傾向スコアを使った解析法が存在します。傾向スコア逆確率重み法というもので，傾向スコアの逆数で重み付けをすることによって，比較グループの特性の偏りをなくすという方法です。

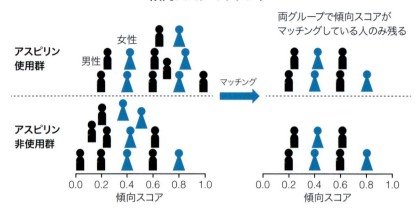

図 8-2 ミスマッチによる被験者数の減少

　図8-2を見ると，アスピリン使用者はアスピリンを使う確率を表す傾向スコアが非使用群より高く偏っています。アスピリンを使う傾向とは，年齢や心臓病リスクなどアウトカムである死亡に関連するファクターから計算されるので，ここを無視して解析を行うと，先に説明したようにアスピリン使用群のほうが死亡リスクが高いという本末転倒な結果が出てくることになります。マッチングでは両者の傾向スコアがそろうような，ちょうど中間的なグループを解析に用いることによって両群の傾向スコアをそろえたわけですが，傾向スコア逆確率重み法では，データに重みを付けることによって両群の背景をそろえます。もう一度図8-2を見ると，アスピリン使用群では傾向スコアの低い患者さんの数が少なく，非使用者群は傾向スコアの高い患者さんの数が少ないことがわかります。

　これはアスピリンを使っていそうな人(傾向スコアの高い人)ほどアスピリンを使っており，そうでない人は使っていないということから起こります。**数が少ないのであれば，そこのデータを水増し(重み付け)しようというのが傾向スコア逆確率重み法です。**アスピリン使用者では重みは傾向スコアの逆数となります。つまり傾向スコアが0.33の人の重みは1/0.33＝3となり，アスピリン非使用者では重みは1から傾向スコアを引いた数(アスピリン非使用の確率)の逆数となるので，傾向スコアが同じ0.33の人でも非使用者であれば重みは1－0.33＝0.67，1/0.67＝1.5となります。計算した重みが3

Lesson 8 交絡と傾向スコア

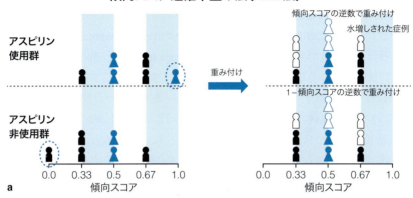

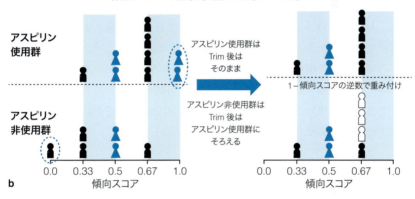

図 8-3 傾向スコア逆確率重み法の ATE 法（a）と ATT 法（b）
人物を囲む点線は，Trim されることを示す。

の場合は，もとになるデータが1人から来ていてもまるで3人から取ったように解析上扱います。傾向スコアが重ならない場合は，データの水増しは行えずデータを削除（Trim）します。これが重み付けの解析の基本的な考え方です（図8-3）。あれっ？ 1人から来ているデータを3人分として解析してよいなんて何かインチキっぽいですね。そうなんです，傾向スコア逆確率重み法では，重み付けによって水増しされてしまった症例数を最終的に修正しなければなりません。**傾向スコアの逆数に曝露群（または非曝露群）の割合をかけ算する Stabilize 法やロバスト分散法という方法を用いて，最終的な**

症例数の修正を行います。ここを間違えると P 値が小さくなり過ぎてしまうので，くれぐれも注意してください。

　上記に説明した傾向スコア逆確率重み法は average treatment effect（ATE）法と呼ばれる手法です。ATE 法以外に，average treatment effect on the treated（ATT）法と呼ばれる手法があります。これは，重みを計算するときに治療した人に寄せて計算する方法です。ATE 法は，重みを付けた後のデータセットについて，傾向スコアによらず症例数を同じにしてしまいます。例えば ATE 法（図 8-3 a）では，傾向スコアが 0.33 の人も 0.67 の人も，重み付け後のデータでは各群 3 人となっています。ATT 法（図 8-3 b）では，アスピリン使用群の数は実データのままにして，非使用者の数を投与群と同じになるように重みを計算しています。より重症な人により効果のある治療法など，治療の効果が高いと思われる背景をもつ人ほどより多く治療しているといった場合は，ATT 法のほうが治療した人により大きな重みを置くので，治療効果が解析で検出しやすいという特徴があります。

　ここで紹介した傾向スコアによるマッチングや ATE 法，ATT 法という傾向スコア逆確率重み法は，EZR などの無料の統計ソフトでも簡単に行うことができます。使い方については，私の YouTube 動画でも紹介していますので，そちらを参照ください（p223）。

Review

- 多変量回帰モデルに説明変数を加える際には，データを見ず，臨床的な判断を参照する。
- さらに，アウトカムとの関連性の高いものからモデルの種類，症例数によって計算された数だけを選択する。

参考文献

1) Rosenbaum PR, et al : The central role of propensity score in observational studies for causal effects. Biometrika 70 : 41−55, 1983
2) Gum PA, et al : Aspirin use and all-cause mortality among patients being evaluated for known or suspected coronary artery disease : A propensity analysis. JAMA 286 : 1187−1194, 2001【PMID】11559263

Lesson

9

症例数とパワー計算

　これから研究を始めるときには，その研究で統計的有意差を出すために最低限必要な症例数を決める必要があります。

症例数を増やせばいつか必ず有意差が出る

　Lesson 1 で触れたように，**P 値とは，新薬に全く効果がないにもかかわらず，あたかも効果があるような間違った結果になってしまう確率**のことです。例えば，新薬を使えば既存薬群と比べて血圧が平均で 5 下がった（P＝0.01）場合のこの P 値の意味は，この結果をもとに新薬に効果があると判断したとき，その判断が間違っている（効果がないのに効果があるとされる）確率は 1％だと解釈できます。この間違いの確率が 5％より低ければ仮に間違っていても許そう，だから薬に効果があると判断しても良い，というのが現在広く使われているルールで，P 値が 5％より小さければ新薬に効果があると判断されます。この間違いとはデータの不確実性から起こるものなので，症例数を増やしていくと間違いの確率はどんどん低くなります。ちなみにこの 5％という数値には科学的な根拠は全くなく，あくまでも慣習的なルールです。

　つまり統計解析は症例数が多ければ多いほど解析の精度が上がり，それに伴い P 値は小さくなります。極端に言えば，**臨床的に意味のないどんなに小さな差でも，症例数を増やせばいつかは統計的には有意となります**。解析の精度が高いほど，科学的にはより正確な結果が導けます。しかし実際には，安全性の確認されていない新薬の危険に被験者を不必要に曝すべきでないという倫理的な観点と，研究にかかるコストを必要以上に大きくしないと

いう経済的な観点から，基礎研究，臨床研究を問わず研究立案時には，常に「必要最低限」の症例数を見積もることが要求されます。本 Lesson では，研究立案時に症例数をどのように設定するのかを説明します。

症例数は研究開始前に決める

「症例数なんて研究開始前に決めずに何度も仮説検定を繰り返し，P値が5％より小さくなるまでデータを取り続けて，5％未満になった時点で研究をやめるとよいのでは？」といった声も聞きますが，研究中に何度も仮説検定を繰り返すと，この間違いが起こる確率はどんどん高くなるのでルール違反とされています（多重検定の問題点については Lesson 10, p119 で詳しく説明します）。症例数は通常，研究プロトコルに表記され，その定められた数に到達し研究を終了して初めて主要評価項目の解析が行われます。もちろん最近の無作為化比較試験では，研究途中で中間解析などを繰り返し行うことも多いのですが，その場合は間違って研究を早期中断しないように，それぞれの中間解析の有意水準を厳しく取るなど細かな配慮が必要とされます（中間解析については Lesson 11, p133 で説明します）。

研究を始める前に知っておいてほしいこと
―解析プランはデータを見ずにすべて立てておく

Lesson 2 で触れた，無作為化比較試験の結果のまとめ方を示した国際的なガイドラインである CONSORT 声明では，研究結果をまとめた論文にも研究計画時にどのように症例数を決定したのかを記載するように定めています（http://www.consort-statement.org/ 参照）。また，米国では研究開始前に症例数計算を含んだ研究プロトコルを http://www.clinicaltrials.gov/ などで公開することが義務付けられているので，一度決められた症例数を容易に変更することはできません。日本でも，臨床研究等提出・公開システムや UMIN 臨床試験登録システム（UMIN-CTR）に臨床研究を登録することが推奨されています。

米国アカデミアでは，ほとんどの研究が NIH などから支給される研究費（グラント）で賄われていて，症例数の計算はグラント申請時に通常行われま

Lesson 9 症例数とパワー計算

す。ヴァンダービルト大学時代の私の給与のほとんどはこのグラントで賄われていたので，グラント獲得はジョブセキュリティに直結していたのですが，このグラントの獲得は年々厳しくなっていて，昔は30%の獲得率が私が米国にいた10年前には6%にまで下がったと言われていました。難しくなればなるほど下手な鉄砲も数撃ちゃ当たる方式で，私の共同研究者たちは年間かなりの数のグラントを申請していました。申請書には，通常3つの研究目的（specific aim）について研究計画を記載し，それぞれの研究目的の主要評価項目について症例数を計算します。私は年間かなりの数の症例数の計算を行ってきました。

　見積もられた症例数は研究途中の抜け落ちなども考慮に入れて，現実にそれだけの症例を集めることが可能か，それだけの症例数があれば統計的検定を用いて実際に見積もられた効果を正しく検出する確率が十分かを示さなければなりません。この，**実際に効果があればその効果を検出する確率のことを，検出力（解析のパワー）**と呼びます。症例数が十分でなく，このパワーが30%ほどだとしましょう。せっかく苦労して研究を行って研究薬に素晴らしい効果があっても，100回この研究を繰り返しても70回はその効果を検出できないということですから，そのような研究は倫理的でないばかりかリソースの無駄使いです。NIHはそのような無駄な研究にお金を払ってはくれません。通常，このパワーが80%，または90%ぐらい高くなるように症例数を十分大きく設定しなければなりません。また，不必要に多くの被験者を研究に参加させるべきではないという倫理的な観点から，研究に必要な症例数の計算を研究申請書提出時に義務付けている倫理委員会（IRB）も少なくはありません。

　本Lessonでは実際にソフトウェアを用いて症例数の計算の仕方を紹介します。それではまず専門用語の紹介から始めましょう。

1型エラーと2型エラー，無実の人が罪に問われるエラーと真犯人が野に放たれているエラー

　薬の効果が本当であればその効果を検出できる確率を「検出力」と呼ぶと言いましたが，その逆は**薬に本当に効果があるときにその効果を検出できない確率**で，これを専門用語で**2型エラー**と呼んでいます。パワーを80%以上

105

にするということは，この2型エラーが起こる確率を20%以下に低下させることになります。2型があるということは，もちろん1型もあります。**1型エラー**とは，**薬に効果がないときに間違って効果を検出してしまう確率**です。この1型エラーは私たちがよく使っている有意水準（αエラー）のことです。有意水準とは，P値がそれよりも小さければ有意差があると判断するときのカット値のことをいいます。通常，有意水準は5%で設定されています。

　統計的検定というのはデータを用いての推測ですから，その推測が間違ってしまうことも多々あります。その間違いには「効果があるのにないと判断してしまう間違い」である2型エラーと「効果がないのにあると判断してしまう間違い」の1型エラーの2通りがあるというわけですが，**ではどうして1型エラーは5%以下に抑えねばらないのに対して，2型エラーは20%までならばよいとされるのでしょうか？**

　効果がないのに間違って効果があると判断されて薬が承認されてしまった場合（1型エラー）と，効果があるのに間違って効果がないと判断されて薬がマーケットに出なかった場合（2型エラー），どちらのエラーのほうが患者さんにとって，また社会にとって重篤なものなのでしょうか？　1型エラーはあわてんぼうのα，2型エラーはぼんやり屋さんのβとも言われ，社会にとってより重篤なエラーは1型エラーです。効く薬であれば，あなたがぼんやりしていて効果を見逃してもあなたのライバル研究者が効果をみつけてくれるでしょうが，一度マーケットに出てしまった薬のリコールはなかなか行えません。この理由から1型エラーは5%以下，2型エラーは20%以下になるような必要最低限の症例数を見積もることが行われるようになりました。

コラム

司法における1型エラーと2型エラー

　リーガル・ハイという，2012年に放送された弁護士のドラマがありました。第1話は殺人で実刑判決を受けた青年が，堺雅人さん扮する敏腕弁護士，古美門研介の力で無罪放免となるといった話でした。ドラマの最後の最後まで，その青年が犯人ではないのに犯人であると間違って判断されてしまう1型エラーに注目して話が進んでいきます。しかし最後の最後に彼が無罪となり晴れて釈放となった瞬間，実は殺したのはその青年だったことを彼自身がほの

めかしてストーリーは幕を閉じます。自由の身になった彼の後ろ姿を複雑な思いで見送る，新垣結衣演じる新米弁護士の脳裏には，犯人であるのにないとしてしまう2型エラーがよぎったことでしょう。経済統計が専門の私の夫は「これってまさしく1型エラー，2型エラーの話だね」とうなずいていました。真実は神のみぞ知る。真実は人間の私たちにはどうあがいてもわかりません。つまり私たち人間が行う判断はいつもこの2つのエラーと背中合わせなわけですが，この場合どちらのエラーがより重篤なのでしょうか？　人殺しが野に放たれている（犯人であるのにないとしてしまう）2型エラーは重大なエラーのような気がします。自分の子どもの周りにそんな人がいたら絶対に嫌です。でもやはり，罪のない人を罰する（犯人でないのにあるとする）1型エラーのほうが重いのです。

　日本の法律に限らず，近代刑法は「疑わしきは罰せず」「たとえ100人の罪ある者を逃がそうと1人の罪なき者を罰してはならない」の精神に基づいています。**「罪ある者が無罪になる誤審―2型エラー」はやむを得ない事象として許されても，「罪なき者が有罪になる誤審―1型エラー」は絶対に許されないとされている**ようですね。医療統計の世界では1型エラーは5%，2型エラーは20%が一般的ですが，司法の世界ではどれくらいに設定されているのでしょうか？

症例数計算に必要なデータ

　研究計画を策定する際には，例えば新薬と既存薬間で血圧の平均値の差が5 mmHgであるというように，起こり得る結果を研究開始前に推測し，見積もられた症例数で研究を行えば見積もった差を統計的に有意であると検出する確率（パワー）が十分高いことを示す必要があります。**推測された差が大きければ，比較的少ない症例数でも有意差が出ますが，差が小さければ多くの症例数が必要となります。**必ず効果があるという有望な薬だと症例が小さくてもパワーが出ますが，それほど有望でない薬だと多くの症例数が必要となるわけです。

　この薬の効果を前もって予測することが症例数を決定するうえでとても重要です。実際よりも差が大きく出ると誤って判断してしまうと，症例数不足となって解析の精度が落ちてしまい，せっかく臨床的に意味のある差でも統

計的な有意差が出ないといったジレンマに陥ってしまいます。ですから，症例数の計算を行う際には過去の文献や試験的なパイロット研究のデータなどをもとに，起こり得る結果の予測を慎重に行わなければなりません。

薬の効果のほかに，**P値に影響を及ぼすものにデータのバラつき(標準偏差)が挙げられます**。効果が大きくても，データのバラつきが多ければ有意差は検出できにくくなるからです。この薬の効果と標準偏差の予測さえうまくできれば，あとは既存のソフトで簡単に症例数を計算することができます。

nQuery や PASS など症例数計算のための多くのソフトウェアが出回っています。しかし，それらのソフトウェアの多くは数万円以上のコストがかかります。ここでは，EZR(イージーアール)という無料の統計ソフトをご紹介します。EZR は世界中の統計専門家が使っている R(アール)というソフトをもとに，ポイントアンドクリックで簡単に操作ができるインターフェイスで，自治医科大学附属さいたま医療センター血液科のウェブサイトからダウンロード可能です(http://www.jichi.ac.jp/saitama-sct/SaitamaHP.files/statmed.html)。

さあ，症例数計算してみよう― EZR の使い方

さあ，準備はよいですか？　EZR では**表9-1**で表した大変多くのシナリオで症例数計算が可能です[1]。ここではまず，よく使われるスチューデントのt検定を用いた症例数計算を行います。

「新規薬を投与した 50 人」と「投与しない 50 人」との間で血圧を比較する研究の症例数を計算してみましょう。EZR に必要なパラメータを入力すると，各群 63 人が必要と計算できました(**図9-1**)。この計算の前に皆さんが入手しておかなければならないパラメータは，**薬の効果**と**標準偏差(SD)**の 2 つです。この場合，薬の効果は 2 群間の血圧の差が 5 mmHg と予測され，標準偏差はそれぞれのグループで別々に計算した血圧の SD の平均値で約 10 mmHg であることが先行研究や論文などでわかっているとして話を進めます。

2 群共通の SD とは，それぞれの群でアウトカムである血圧の標準偏差を別々に計算し，症例数で重みを付けて平均化したものです。

Lesson 9 症例数とパワー計算

表 9-1　EZR を用いた症例数計算のシナリオ

① 閾値奏効率，期待奏効率からのサンプルサイズの計算
② 1 群の比率の信頼区間をある幅におさめるためのサンプルサイズの計算
③ 1 群の比率を既知の比率と比較するためのサンプルサイズの計算
④ 1 群の比率を既知の比率と比較するための検出力の計算
⑤ 2 群の比率の比較のためのサンプルサイズの計算
⑥ 2 群の比率の比較のための検出力の計算
⑦ 2 群の比率の比較(非劣性)のためのサンプルサイズの計算
⑧ 1 群の平均値の信頼区間をある幅におさめるためのサンプルサイズの計算
⑨ 2 群の平均値の比較のためのサンプルサイズの計算
⑩ 2 群の平均値の比較のための検出力の計算
⑪ 2 群の平均の比較(非劣性)のためのサンプルサイズの計算
⑫ 対応のある 2 群の平均値の比較のためのサンプルサイズの計算
⑬ 対応のある 2 群の平均値の比較のための検出力の計算
⑭ 2 群の生存曲線の比較のためのサンプルサイズの計算
⑮ 2 群の生存曲線の比較のための検出力の計算
⑯ 2 群の生存曲線の比較(非劣性)のためのサンプルサイズの計算

(新谷歩：みんなの医療統計―12 日間で基礎理論と EZR を完全マスター！　p229, 講談社, 2016 より転載)

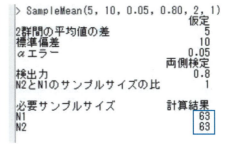

図 9-1　EZR のメイン画面

「α エラー」とは先に述べた，差がないのに誤って「差がある」といってしまう 1 型エラーのことで，通常 5％（$\alpha = 0.05$）を使用します。この有意水準には両側検定と片側検定がありますが，ほとんどの場合両側検定を使用しなければなりません。EZR の α エラーは両側検定が用いられています。片側検定を行いたい場合は，この $\alpha = 0.1$ とおけば，片側検定の 5％で検定する

109

ことになります。続いて「検出力」（1−βエラー）を表します。検出力は通常80〜90％が使われています。EZR は検出力がデフォルトで 80％に設定されています（企業治験の第 3 相試験などでは 90％を用いることも多いですが，通常の臨床研究では 80％で問題ありません）。

　「グループ 1 と 2 のサンプルサイズの比」は 2 群の症例数の比であり，2 群間の症例数が同じ場合は「1」を入力します。例えば，コントロール群を介入群の 2 倍の大きさで取るデザインでは「2」となります。

　これらの値をそれぞれ入力したのち，OK をクリックすると，研究に最低限必要な症例数が算出されます。前述したように，通常 α エラーは両側 5％，検出力は 80％または 90％を使い，2 群の症例数の比はデザインによって自分で決定できるので，事前に調査が必要なパラメータは検出したい最低限の2 群間の「差」と「SD」の 2 つのみで，文献やパイロットデータなどから割り出します。

　先ほど例に挙げた研究では，「糖尿病患者さんの血圧の SD が 10 mmHg で，新薬では既存薬に比べ血圧を平均で 5 mmHg 減らすことが臨床的に最低限必要な意味のある差だと考えられる」と仮定した場合，検出力を 80％以上とするためには，それぞれの群に最低 63 人の被験者が必要となります。抜け落ちを考慮に入れ，症例数はその分を水増しして見積もります。例えば10％の参加者が途中で研究から脱落すると考えると，各群最低 63 ＋ 6.3，約70 人必要となります。

アウトカムが生存，死亡のような 2 値変数の症例数の計算— NEJM 研究例を用いて，さあトライ！

　ここでは実際の論文から例を挙げます。2012 年 10 月に NEJM から報告された，発作性心房細動におけるラジオ波焼灼療法による初期治療の無作為化比較試験では，症例数の計算は以下のように行われました[2]。

**　治療後 24 か月以内に，コントロール群では 60％の被験者が心房細動なしであったことに対して，介入治療群ではそれが 75％であると見積もり，この差を両側 5％の有意水準と 80％の検出力で検出するためには各群 152 の症例が必要となる。**

Lesson 9 症例数とパワー計算

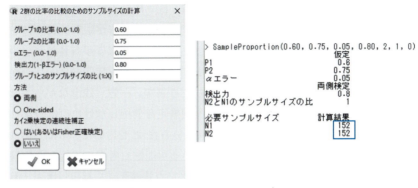

図9-2 EZRのメイン画面

　それではこの計算をEZRを使って行ってみましょう。図9-2も，EZRのメイン画面を示したものです。先ほどのスチューデントのt検定の例と同じで，αエラー，検出力，グループ間のサンプルサイズの比はデフォルト値がすでに入っているので，ここではグループ1の比率に0.6，グループ2の比率に0.75と入れるだけで，簡単に計算を行うことができます。

　すべてのパラメータを入れたあと，OKをクリックするとそれぞれの群に最低152人の患者が必要となることがわかります（使用したソフトによって多少異なります）。この研究では行われていませんが，抜け落ちを10%程度考慮に入れると，各群152＋15＝167人必要となります。

　このようにNEJMに掲載された論文でもEZRなど簡便なソフトウェアを使って計算しているものも多いので，皆さんも是非試してみてください。

よくある質問

　症例数にかかわる質問を大変よくいただきます。ここではその中からよくある質問をリストアップしてみました。

Q1 有意水準には両側検定と片側検定があり，片側検定は両側検定よりも少ない症例数で80%のパワーが出せるので片側検定を使いたいのですが，よいでしょうか。

111

A1 答えは NO です。両側検定の P 値とは，片側検定の P 値を 2 倍したものになります。P 値はその値が小さいほうが統計的有意差を検出しやすいので，両側検定より片側検定のほうが有意差が出やすく，言い換えれば有意差を出すために必要な症例数は，片側検定のほうが少なく抑えることができます。一方，残念ながら，ほとんどすべての研究において両側検定を使用しなければなりません。「新薬が既存薬よりも『優れている』ことを言いたいのに，どうして新薬が既存薬よりも劣っている可能性も考慮に入れた両側検定を用いなければならないのか」という議論をよく耳にします。あなたの研究をほかの研究者が何回も何回も繰り返し行ったときに，新薬が既存薬よりも劣っている結果が絶対に出ない（確率 0％）と言い切れるのであれば，片側検定を用いてもいいでしょう。データの無作為性も考慮に入れれば，生物学的な違いなどで証明できない限り確率は 0 でないとみなし，有意水準は両側検定を用います。唯一片側検定でもよいとされるのは，非劣性を証明する場合です。「新薬が既存薬よりも勝っている分には一向にかまわない，劣っていてもここまでの差であれば容認する」というような解析は，片側検定だけに注目されます。ただ，非劣性や同等性の症例数の計算は通常信頼区間を用いるので，通常の症例数計算ソフトは記載がない限り，優劣性のみの解析に用いてください。

統計的な有意差と臨床的な有意差の違い，症例数は多過ぎるといけない？―イーロン・マスクは偉大な科学者になれる !?

Q2 症例数が必要数よりも多いことで，本当は差がないのにあるように出てしまうことはあるのでしょうか？　そうすると症例数は計算より多過ぎでもいけないのでしょうか？　どのくらい多ければ問題になるのでしょうか？

A2 症例数が多いことで，臨床的な差がないのに統計的な有意差が出てしまうことはあります。臨床的な有意差と統計的な有意差は違います。P 値が 5％より小さく，有意差が出たとしても，**実際の差**

が臨床上意味のない差であればそれに統計的な有意差を論じる必要はありません。P 値をみる前に，観察された差が臨床的に意味があるかどうかをまず判断する必要があります。症例数の計算時に見積もられた差が臨床的に最低限必要な差として選ばれている場合は，それよりも小さい差が出たときには臨床的に意味がないとして，統計的な有意差が出ても出ていなくても結果は臨床的には意味がないと解釈します。ただ多くの研究ではこの臨床的な差より統計的な差，P 値が過剰に重要視されています。P＜0.05 でも，臨床的な立場から判断するよう心がけてください。**臨床的な差は統計的な差よりも重要です。**

　症例数が多過ぎるというのは，実際に観測された差が見積もられた差より大きい場合に起こります。差が小さいと思って症例数を多く見積もったのに，効果が予想を上回り，症例数はこんなにたくさんいらなかったというような具合です。P 値は通常 5％で症例数の計算をしますので，研究前に見積もられた差と結果がドンぴしゃりの場合は P 値は 5％に近い値となります。しかし，この例のように症例数が多過ぎる場合（差が思ったより大きかった場合）は P 値がその分だけ小さくなります。論文などで非常に小さい P 値をみかけたことはないでしょうか？　もちろんありますよね。P 値は小さければ小さいほど解析の精度が高いということなので，統計的にみれば症例数は多ければ多いほどよいと考えられます。先に言ったように，P 値がいくら小さくとも観察された差が臨床的に有意義な差なのかどうかを常に心がけて論文を読めば，なんら問題になることはありません。

　症例数が多ければ多いほどいつかは有意差が出るので，何の効果もない薬でもイーロン・マスクのような大富豪が研究を行えばその巨大な資金力で症例数を増やして，いつか必ず有意な結果が出るでしょう。とはいえ新薬で血圧が 1 mmHg 下がった（P＜0.0001）というような結果が出たとしても，何の意味もないことは明白です。

パワー不足の解析で有意差が出た。どうする？

Q3 最終的に計算より少ない症例数で有意差が出た場合，その結果は信頼できるのでしょうか？

A3 できます。私がよく使う例で説明すると，以下のようになります。車で職場についたあとで，「さて今朝家を出るときに，職場に来るのに十分な量のガソリンが入っていただろうか」と心配する人はいるでしょうか。いませんよね。それと同様で，最終的に計算より少ない症例数で有意差が出た場合でも，結果の信頼性を疑問に思う必要はありません。

Q4 昨日論文を投稿したところ，「有意差は示せているけれども，その差を示すのに十分検出力があったのか症例数の計算をするよう」レビュアーに言われました。どうしたらよいでしょうか？

A4 A3 の内容がここでも当てはまります。研究終了後のパワーの計算にはあまり意味がありません。

Q5 有意差が出なかったのですが，「差が出なかったのは症例数不足によるものなのか，本当に差がなかったことによるものなのかわからないので，パワーの計算をするよう」レビュアーに言われました。どうしたらよいでしょうか？

A5 この場合は信頼区間を示すことで，差が出なかったのは症例数不足によるものなのか，本当に差がなかったことによるものなのかがわかります。2004 年に私たちの研究班が全身性エリテマトーデス（SLE）は動脈硬化のリスクファクターであることを調べて NEJM に掲載された論文で，これと同じ指摘を受けました[3]。そのときも，95％の信頼区間を示すことで症例数不足から来るパワー不足を示しました。

Lesson 9 症例数とパワー計算

研究が終わる前に有意差が出た。研究をもう止めていい？

Q6 途中打ち切りで有意差が出た研究の場合，最後まで続けていたら有意差が出なかったかもしれないということはありますよね。そこはどう考えるべきでしょうか？

A6 そういうことはよくあります。この場合は症例数が少ないときには有意差が出て，多くなると出なかったということなので，途中で出た差はデータが不十分なこと（フォローアップが十分でないとき）によるもの，または短期では効果があるけど長期的には継続しなかった，長期的にみると害が出たなどによるものと考えられます。前者のデータが不十分なことによる間違った結論を防ぐために，通常，無作為化比較試験では中間期解析の場合は有意差をより厳しく設定するようにします。その厳しく設定された判断基準に従って中間解析で有意差が検出された場合は研究を早期終了することができます（中間解析については Lesson 11，p133 で説明しています）。

Q7 症例数が少な過ぎたことで，実際は差がないのにあるようにみえることもあるのでしょうか？

A7 Q6 のように，データが不十分なときにデータのランダム性（ふらつき）から誤って有意差が出ることはよくあります。

多変量（回帰）分析を伴う解析の症例数の計算

Q8 無作為化比較試験における症例数とパワー計算については理解できたのですが，介入のない予後に関するコホート研究などでは，症例数はどのように決めたらよいのでしょうか？

A8 本 Lesson で紹介した EZR による症例数の計算は，主に単変量（スチューデントの t 検定）をもとにした方法です。症例数の計算は研

究デザインによらず解析方法に依存するので，デザインが無作為化比較試験でも，観察研究でも解析がスチューデントのt検定を用いて行われるならば症例数の計算はスチューデントのt検定を用います。対応があるかないかは研究デザインによって判断します。ただ，観察研究の場合は，Lesson 7で触れたように最終的な解析は単変量では済まず，多変量となります。よって，症例数の計算も多変量解析をもとに行うほうがよいでしょう。

　モデルに加える独立変数の数が多いほど，多変量解析の症例数も多くする必要があります。ロジスティック回帰モデルでは「あり，なし」のような2値のアウトカムの少ないほうの数が[独立変数の数×10]以上であるようにサンプルを集めます。これに対しコックス比例ハザード回帰では，2値のアウトカムに「あり」の数が[独立変数の数×10]以上となります。例えば，この研究ではモデルに入れる説明変数の数は登録時の年齢，性別，罹病期間，喫煙歴，大学病院(vs一般病院)など5つだとすると，アウトカムが2値のロジスティック回帰モデルではイベントが「あり，なし」の少ないほうのカテゴリーに最低50人入るようにデータを取る必要があります。イベント発生率10％であれば，イベントありが50人，なしが450人ですから，最低500人のデータが必要でしょう。すべての患者さんが一定期間追跡されない打ち切りありのデータの場合は，ロジスティック回帰分析でなく，コックス比例ハザード回帰を用います。コックス比例ハザード回帰ではイベントありの人数が50人となるよう設定します。イベント率が50％以下の場合はコックス比例ハザード回帰でも，ロジスティック回帰でも必要な症例数は同じですが，イベント率が5％を超えるとコックス比例ハザード回帰のほうが必要症例数は少なくて済みます。このような多変量解析をもとにした症例数計算の方法はLesson 7で紹介しています。

Lesson 9　症例数とパワー計算

黒猫はいなかったが，されど…

　症例数計算は，真っ暗な部屋で真っ黒の服を着て黒猫を探すようなものです。手探りであらんばかりの力を振り絞り黒猫を探しますが，黒猫がいる保証はどこにもなく，電気をつけてみると黒猫はいなかったということも多くあるのです。先行研究や論文を参考に効果やデータのバラつきを見積もりますが，それが自分の研究で同じことが起こるという保証は何もないのです。それでも，私たちは黒猫を探さなければなりません。倫理的に最善を尽くすため，リソースを有効に利用するため，あらんばかりの力を振り絞って。

コラム

P 値至上主義を撲滅すべき

　論文や学会発表の場面で，「P 値が 0.05 を超えたから差はない」，逆に「P 値が 0.05 未満だから差がある」という説明が非常に多くみられます。有名な医学雑誌「Nature」では，50 か国以上から 800 人の著名な統計学者，臨床研究者，生物学者，心理学者が署名した声明が発表され，「P 値に基づいて有意差の有無を判断することをやめるべきだ」と提唱されています。

　「Nature」の記事では，COX-2 選択的阻害薬と心房細動のリスクに関する 2 つの異なる研究結果が取り上げられています[1]。1 つは「関連がある」，もう 1 つは「関連がない」と結論付けていますが，実際にはどちらも COX-2 選択的阻害薬を使用した場合，心房細動のリスクが 1.2 倍に増加するという結果でした。しかし，ある研究では P 値が 5％を下回り，もう一方ではそれを上回ったため，全く逆の結論が導かれました。この違いは症例数によるもので，一方は症例数が多く，他方は少なかったのです。両者でハザード比は同様であったにもかかわらず，単にサンプルサイズの違いによって異なる結論が出てしまったわけです。このように，症例数の違いで統計的な差が見えるかどうかに左右される議論は慎重に扱うべきです。

　また，米国統計学会も「P 値至上主義」を見直すべきだとの歴史的な声明を出しています。この声明では，「科学的結論や政策決定が，P 値の有意水準を超えたかどうかにのみ依拠してはならない」と述べています[2,3]。臨床的な意味をもつ差と統計的に有意な差は異なります。症例数が多ければ，臨床的に意味のない小さな差でもいずれ有意差として現れるでしょう。重要なのは，

117

まず臨床的な意味合いに着目することです。P値を意識せずに論文を読み直してみてください。統計的に有意でないとしても，臨床的に重要な差を見落としてはいないでしょうか。

参考文献

1) Amrhein V, et al：Scientists rise up against statistical significance. Nature 567：305-307, 2019【PMID】30894741
2) Wasserstein R, et al: The ASA Statement on p-Values: Context, Process, and Purpose. The American Statistician 70: 129-133, 2016
https://amstat.tandfonline.com/doi/pdf/10.1080/00031305.2016.1154108?needAccess=true
3) 日本計量生物学会：統計的有意性とP値に関するASA声明，2017
http://biometrics.gr.jp/news/all/ASA.pdf

Review

- 症例数の計算は研究計画の策定時に行い，グラント申請，研究結果をまとめた論文などに記載する必要がある。
- 計算に必要なパラメータは，有意水準(通常5%)，検出力(80〜90%)，臨床的に意味のある差，SD，2群の症例数比などがある。計算ソフトで簡単に計算できる。

参考文献

1) 新谷歩：みんなの医療統計—12日間で基礎理論とEZRを完全マスター！　p229, 講談社，2016
2) Cosedis Nielsen J, et al：Radiofrequency ablation as initial therapy in paroxysmal atrial fibrillation. N Engl J Med 367：1587-1595, 2012【PMID】23094720
3) Asanuma Y, et al：Premature coronary-artery atherosclerosis in systemic lupus erythematosus. N Engl J Med 349：2407-2415, 2003【PMID】14681506

Lesson

10

多重検定

ボンフェローニの呪い

　研究論文を国際誌に投稿する際，統計手法の問題点を指摘された経験をも
つ人は多いでしょう。なかでも論文のレビュアーのチェックリストに載って
いるのではないかと思うほど頻繁に指摘されるのが，多重検定による問題で
す。「比較群の数が多いので，5％で有意差はつけられない」「ボンフェロー
ニの補正を行うように」などと言われたことはないでしょうか？　Yes と答
えた人，まさにこの点が指摘されたのです。私も過去に何回もこの指摘に
あっています。

　私は，これをひそかに「ボンフェローニの呪い」と呼んでいますが，これは
本当の呪いほど厄介なのです。

見過ぎによる出過ぎ？

　P 値とは観測された差をもとに研究対象となる治療法に効果があると判断
するときに，その判断が間違っている確率です。本当は効果がないのに間
違って差が観測されるというこのまぐれ当たりは，たまたまこの治療が効く
人が多くサンプルされていたなど，無作為な偶然によって起こります。この
まぐれ当たりの確率が 5％より低いとき，観測された結果はまぐれで得られ
たのではなく，実際に新薬には効果があったのだろうと論じるのが，現在大
変多く使われている仮説検定による解析法です。この全くの偶然で有意差が
出てしまうことを 1 型エラーと呼ぶと Lesson 9 で説明しましたが，何度も
検定を繰り返すと，このまぐれ当たり（1 型エラー）の確率はぐんぐん高くな

119

ります。例えば，全く意味のない研究でも20回くらい研究を繰り返すと1回くらいまぐれで当たりそうですね。

まぐれ当たり，宝くじやオリンピックではいいけれど，サイエンスでは困ります

　宝くじを当てようと思うと，たくさん買えば買うほど当たりますね。1枚5％の確率で当たる宝くじ，3枚買って最低1枚当たる確率は14％です。3枚はずれの確率95％の3乗を1から引けば簡単に計算できます。この宝くじを20枚買えば，最低1枚当たる確率は64％になります。

　オリンピック選手の例で説明します。5％の確率で，実力ではなく全くの偶然で160 cmを飛べる高跳びの選手がいるとします。この選手が3回のトライアルで最低1回跳べたら160 cmをクリアできるとすると，160 cmをクリアする確率も1回もクリアできない確率である95％の3乗を100％から引いて計算すればよいわけですから，14％となります。20回のトライアルで最低1回飛べたらクリアできるとすれば，160 cmをクリアする確率は64％と，トライアルの回数が増えれば増えるほど高くなります。

　研究の場合も，このような宝くじやオリンピックの例と同じで，全く効果のない治療法でも，検定を何回も繰り返せば，間違って差の出る確率がぐんぐん高くなるというわけです。

　これはまさしく下手な鉄砲も数撃ちゃ当たるという原理ですね。このように研究を何度も繰り返す，または1つの研究でもP値による検定を何度も繰り返すことにより，本当は差がないのに偶然有意差が出てしまうまぐれ当たり（1型エラー）の確率が高くなることを**多重検定の問題**といい，私はこれを**見過ぎによる出過ぎ**と呼んでいます。

　つまり，見過ぎにより，知らず知らずのうちにまぐれ当たりの確率がぐんぐん高くなっているのに（例えば20回も解析を繰り返すとまぐれ当たりの確率は本当は64％なのに），それを無視して計算されたP値は小さ過ぎることが問題視されています。多くの人は「P値は小さいほうがいいんだ，小さいのが悪いことなのか」と問われます。P値が小さ過ぎるということは，この研究ではたまたままぐれで有意差が出たけれど，同様の研究が繰り返し行われたときに同じ結果が再現されないという再現性のない結果を招きます。

Lesson 10　多重検定

残念なことに，この下手な鉄砲も数撃ちゃ当たる方式の解析が大変多く出回ったせいで，再現性のない多くの論文が発表され，何を信じてよいのかわからないという深刻な問題が起こっています。

では，まぐれ当たりをなくすには？

　それでは，P値が小さくなり過ぎないように，実力ではなくただの偶然で跳んでしまった選手を表彰台に送りたくなければ，どうすればよいのでしょうか？　偶然でも跳べてしまう確率が低くなるように，バーの高さを180 cmまで上げてみてはどうでしょうか？　高跳びのバーを高くするように各検定の有意水準をより厳しく取ることを**多重検定の補正**と呼び，この補正法には大きく分けて2つの方法があります。

　1つめはデータから得られるP値を変えずに有意水準を厳しく取る（P＜0.05で有意差を論じず，有意差はP＜0.01で論じる）などの**有意水準を補正する方法**です。もう1つはデータから得られたP値を大きくし，有意水準は変えずに0.05で評価する（P＝0.04のときに，P値を5倍の0.2にして，それを0.05の有意水準と比べる）という**P値を補正する方法**です。それでは次に，よく使われるボンフェローニ（Bonferroni）法を用いて，このP値による補正法と有意差による補正法を説明します。

　図10-1は3つの新薬と既存薬の4群で各群のHbA1cの平均値を比較した図です。それぞれ2群を比べる対比較を行った場合，6通りの検定が行われ，6つのP値が計算されます。有意水準による補正法では通常の0.05の有意差を6（検定数）で割って，有意水準を0.0083と設定します。P値が有意水準の0.0083より小さくないと有意差は出ないので，この例では新薬1と既存薬を比べたP＝0.002のみで有意差があると判断されます。P値による補正法では，有意水準ではなくP値のほうに6（検定数）を掛け，6倍になったP値を通常の0.05の有意水準と比較します。図10-2ではP値を6倍にし表示し直しました。

　新薬1と既存薬の違いを示すP値は0.012となり，0.05より小さいので有意差が検出されるのがわかりますが，それ以外の対比較ではP値は0.05より大きくなるため有意差は検出できません。**統計ソフトではP値を補正する方法が用いられています**。どちらの方法でも結果は同じですが，くれぐ

121

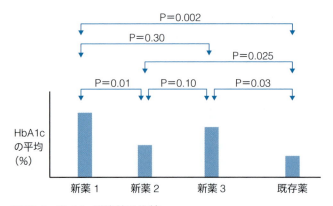

図 10-1　HbA1c 平均値の比較

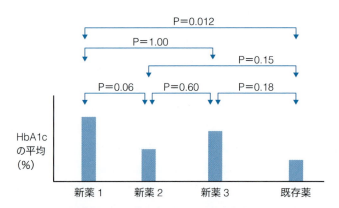

図 10-2　P 値を 6 倍にした HbA1c 平均値の比較

確率が 1 を超える数値になる場合は，1 として記載する。

れも P 値を 6 倍にして，さらに有意水準を 6 で割るような，両方同時にペナルティーを課すことはやめてください。図 10-2 で有意水準を 0.0083 にしてしまうと，有意差は全くなくなります。このような過ちを避けるため，**私は有意水準を補正する方法を勧めています**。その場合は論文には，P 値は補正せず有意水準を 0.05 ではなく，6 で割り 0.0083 で有意差付けを行ったと記載します。

Lesson 10 多重検定

多重検定の種類

多重検定は一般には1つの解析でP値が2回以上計算された場合に起こると考えられ，臨床研究，基礎研究を問わずさまざまな状況下で発生します。それではどんな状況で1つの解析でP値が2回以上計算されるのでしょうか？　(1)比較群が3つ以上存在する，(2)アウトカムが2つ以上存在する，(3)中間解析など研究終了前にデータの比較が繰り返し行われている，(4)回帰分析でリスクファクターなど曝露因子が2つ以上存在する，(5)データが時間によって繰り返し計測され，それぞれの時間において比較が行われている，(6)解析集団が複数存在する，などさまざまな状況が想定されます。

各状況下で補正の方法は少しずつ異なります。

(1)の比較群が3つ以上存在する場合は，スチューデントのt検定などによって第1群対第2群，第2群対第3群，第3群対第1群など多くの対比較が発生するので，この場合の多重検定の補正法は一般によく知られるボンフェローニ法などが用いられ，統計ソフトによくあるpost hoc(事後解析)の補正法もこのときに多く使われます(具体例をあとで説明します)。この場合の補正法は，それぞれの対比較が独立(無関係)であると仮定して確率計算が行われます。

(2)のアウトカムが2つ以上存在する場合，例えば入院日数の長い人はICUの入室日数も長く，同時に炎症マーカー値も高いといった具合にアウトカムがそれぞれ関連しているので，その関連を考慮に入れた方法を用います。関連を無視した方法を用いてしまうと補正のし過ぎとなり，差があるのにそれが検出できない2型エラーの増大を招きかねません。それではここで，さっきの高跳び選手の例を使って，**検定間に関連がある場合には見過ぎによる出過ぎの問題が起こりにくくなる**ことを説明します。あなたが高跳びの選手だと想像してみてください。1回目と2回目のトライアルが失敗に終わりました。チャンスはあと1回です。ここでプレッシャーに負けてしまうと，次のトライアルで失敗する確率は最初のトライアルよりも高くなります。つまり，1回目と2回目のトライアルの結果が3回目のトライアルの結果と明らかに関連していますね。そもそも，それぞれのトライアルが独立だと考えることに無理があります。跳べなかったトライアルの数が増えれば増えるほど，普通の人間は気持ちが萎縮してまぐれで跳べる確率は低くなりま

123

す。逆に楽天的な人ほどまぐれ当たりの確率は高くなります。この心理的な
ダメージの影響が強ければ強いほど，1度失敗したらその後も失敗する可能
性が増え 160 cm はクリアしにくくなるので，160 cm をまぐれでクリアでき
る確率は，トライアルの回数が増えてもさほど変わりません。このように，
検定間に関連がある場合はまぐれ当たりの確率である 1 型エラーは検定を
繰り返してもあまり増加しないのです。

(3)の無作為化研究の中間解析による多重検定の補正法などは，オブライ
エン-フレミング(O'Brien-Fleming)法など，(1)と(2)の場合とは異なった方
法を使います(これについては Lesson 11，p137 で解説します)。

**(4)の回帰分析でリスクファクターなどの曝露因子が 2 つ以上存在する場
合**には，モデルに入れた曝露因子の数だけ P 値が計算されるので，やはり
見過ぎによる出過ぎの問題が起こります。このため，通常の回帰分析では**少
なくとも 1 つの曝露因子に差があれば有意差が出るようなグローバルな P
値**を計算し，このグローバル検定で有意差が出なければすべての曝露因子で
有意差が確認できなかったとみなし，それぞれの因子で有意差が出ていても
無視するというルールに従います。例えば，年齢と性別が説明変数として
入っている回帰分析で，年齢，性別の P 値をみる前にこのグローバル検定
の P 値を確認し，年齢と性別の少なくともどちらか一方に有意差があるか
どうかを確かめます。この P 値が 0.05 より大きい場合には，年齢，性別の
個々の説明変数で仮に有意差が出ていても，それは見過ぎによって出たもの
なので無視します。分散分析(ANOVA)はグローバル検定です。分散分析で
有意差が出ない場合は，それぞれの対比較の検定をしてはいけません。

(5)の解析が時間によって繰り返し行われている場合は，(2)のアウトカ
ムが 2 つ以上存在する場合と同じで，同じ被験者から繰り返し計測したデー
タを用いた比較は，比較間に対応があるので検定を繰り返しても 1 型エラー
はそれほど増加しません。よって(4)と同様にグローバル検定を用い，少な
くともどこか 1 つの時間で違いがあるかどうかを調べます。グローバル検
定で有意差が示された場合は，それぞれの時間ごとの解析では P 値の多重
性の調整を行う必要はありません。

グローバル検定には混合効果モデルなど，同じ被験者で繰り返しデータが
取られることを考慮に入れた回帰分析を用います。繰り返し計測したデータ
の解析については，Lesson 17 で詳しく説明しています。

124

Lesson 10 多重検定

　それでは次に(1)に戻り，比較群が3つ以上存在する場合の補正法の具体例についてみてみましょう。

比較群が3つ以上存在する場合の補正法―ボンフェローニ (Bonferroni)法

　本Lessonのはじめのほうで紹介したボンフェローニ法は多重検定の補正法として最もよく知られている方法で，通常比較群が3つ以上存在する場合に用います。ボンフェローニ法では，**起こり得るすべての対比較の総数で0.05を割った**より厳しい有意水準と，**補正しないP値**を比較します。有意水準でなくP値を補正する場合は，**P値を対比較の総数で掛け算し**，大きくなったP値を5％の有意水準と比較します。例えば，補正前のP値が0.03で対比較が6回行われた先ほどの例では，0.05を6で割った補正後の有意水準の0.0083と比べるか，またはP値0.03に6をかけた0.18と補正のない有意水準0.05を比較します。どちらの場合もP値が有意水準より大きいので有意差は出ませんでした。もう一度言いますが，**有意水準を補正してもP値を補正しても結果は同じ**ですが，くれぐれも両方同時に補正しないようにしてください。

比較群が3つ以上存在する場合の補正法―ダネット(Dunnet)法

　ボンフェローニ法に次いでよく用いられる補正法が**ダネット(Dunnet)法**です。ダネット法は薬剤開発研究などで多く用いられています。ダネット法では考えうるすべての対比較ではなく，**先に設定された「参照群に対してのみ」対比較を行う**ことで検定の数を減らし，有意水準をボンフェローニ法ほど厳しく取らなくて済むという利点があります。例えば先ほどの例で，新薬1〜3群のそれぞれを既存薬に対してのみ対比較し，低用量と高用量群間の比較はなしとすると対比較の総数は3となり，有意水準は5％を6でなく3で割って，0.017で設定します。群数が10であるような研究では，対比較の数を45個から9個まで減らすことができます。

125

比較群が3つ以上存在する場合の補正法—分散分析（ANOVA）

Lesson 4で紹介した統計検定の選択法のなかで，比較群が3群以上でアウトカムが連続変数の場合は分散分析を使うと述べました。分散分析は多重検定による1型エラーの増加を防ぐために行います。先ほどの例では，4つの比較群を同時に検定し有意差が出れば，どの群かはわからないけれど最低1つの群がほかの1群と異なっていることを意味します。このグローバル検定はいくら群数が増えても検定は1回ですから，有意差が出たということは「見過ぎによる出過ぎ」ではないので，分散分析で有意差が出た場合のみ，次のステップとして対比較に進み，その場合は対比較のP値は調整しなくても良いが，分散分析で有意差が出ない場合は対比較を行えないというルールが設けられています。

比較群が3つ以上存在する場合の補正法—ホルム（Holm）法

ボンフェローニ法は数ある多重検定の補正法のなかでも最も保守的なことで知られていますが，それを少し緩くしたのがホルム（Holm）法です。ホルム法の具体的な方法を説明します。

まず図10-1のP値を小さい順に並べかえます。

(1)P＝0.002（新薬1 対 既存薬），(2)P＝0.01（新薬1 対 新薬2），(3)P＝0.025（新薬2 対 既存薬），(4)P＝0.03（新薬3 対 既存薬），(5)P＝0.1（新薬2 対 新薬3），(6)P＝0.3（新薬1 対 新薬3）となります。補正はP値に対して行われ，ホルム法で補正したP値は［（元のP値）×（順位）］で行われます。

(1)補正後のP値＝0.002×6＝0.012
(2)補正後のP値＝0.01×5＝0.05
(3)補正後のP値＝0.025×4＝0.1
(4)補正後のP値＝0.03×3＝0.09 → 0.1
(5)補正後のP値＝0.1×2＝0.2
(6)補正後のP値＝0.3×1＝0.3

補正後のP値の順位が補正前のP値の順位と変わらないように，大きさ

Lesson 10 多重検定

が逆転する場合は逆転した補正後のP値を逆転したP値の大きいほうと同じとします。この例では3番目に小さかったP値は0.025，4番目は0.03でしたが補正後に0.025は0.1となり，0.03は0.09となったので，3番目のP値のほうが大きくなってしまいました。この逆転が起こらないように，4番目のP値を補正後0.09ではなく0.1とします。

比較群が多い場合の補正法（偽発見率法）

　ここに紹介した以外にもさまざまな多重検定の補正法が開発されていますが，多くの方法において，比較群が大変多い研究(例えば遺伝子型ごとに患者さんをグループに分類する研究，数あるバイオマーカーのなかからある疾患の診断マーカーを選択するような研究など)では，計算されるP値の数が大変多くなることから既存の補正法を用いることで，本当は差があるのに誤って差がないと言ってしまう2型エラーの増加が問題となります。最近注目されるようになった，**偽発見率(false discovery rate：FDR)**に注目したFDR法による多重検定の補正法などは，群数がかなり多くても有意水準をそれほど厳しくしなくて済むといった利点があり，遺伝やバイオマーカーの研究でよく用いられます。FDR法にも多くの計算法がありますが，代表的な計算法として，**Benjamini & Hochberg(BH)法**があります。FDR－BH法を用いて先ほどの4群比較のP値の補正を行ってみましょう。ホルム法と同様，まずP値を小さいものから大きいものへと並べます。補正はP値に対して行われ，BH法で補正したP値は[元のP値×(比較の総数/小さいほうから並べた順位)]で行われます。

(1)補正後のP値＝0.002×6/1＝0.012

(2)補正後のP値＝0.01×6/2＝0.03

(3)補正後のP値＝0.025×6/3＝0.05 → 0.045

(4)補正後のP値＝0.03×6/4＝0.045

(5)補正後のP値＝0.1×6/5＝0.12

(6)補正後のP値＝0.3×6/6＝0.3

　ホルム法のときと同様，補正後のP値の順位が補正前のP値の順位と変

127

表 10-1　各補正法で得られた P 値

	補正なし	ボンフェローニ法	ダネット法	ホルム法	FDR−BH 法
新薬 1 対 既存薬	0.002	0.002×6	0.002×3	0.002×6	0.002×6/1
新薬 1 対 新薬 2	0.01	0.01×6		0.01×5	0.01×6/2
新薬 2 対 既存薬	0.025	0.025×6	0.025×3	0.025×4	0.025×6/3
新薬 3 対 既存薬	0.03	0.03×6	0.03×3	0.03×3	0.03×6/4
新薬 3 対 新薬 2	0.1	0.1×6		0.1×2	0.1×6/5
新薬 1 対 新薬 3	0.3	0.3×6		0.3×1	0.3×6/6

注：順位の逆転による P 値の訂正はここでは省かれている。

わらないように，大きさが逆転する場合は逆転した補正後の P 値を，逆転した P 値の小さいほうと同じとします。この例では 3 番目に大きかった P 値は 0.025，4 番目は 0.03 でしたが，補正後に 0.025 は 0.05 となり，0.03 は 0.045 となったので，4 番目の P 値のほうが小さくなってしまいました。この逆転が起こらないように 4 番目の P 値を補正後 0.05 ではなく，0.045 とします。

厳しく補正することで新たなエラーが生じることも……

　このように，多重検定の補正法は数多く存在しますが，**どの場合にどの補正法を使うかというガイドラインはない**のが現状です。多くの場合，計算が比較的簡単なボンフェローニ法を使うように論文のレビュアーなどから指示されることが多いのですが，ボンフェローニ法は数ある補正法のなかでも一番消極的で，2 型エラーを逆に増加させることが知られています。表 10-1 でボンフェローニ法，ダネット法，ホルム法，FDR−BH 法による P 値の補正法を比較しています。この表をみると FDR−BH 法が 4 つの補正法のなかで一番補正が緩いのがわかります。

Lesson 10 多重検定

補正すべきか，否か，今でも高まる論争の行方は？

多重検定の補正は，論文のレビュアーなどからは口を酸っぱくして言われ
ますが，実のところ，補正すべきか否かについては統計家の間でも議論の分
かれるところです。臨床試験統計で世界的に著名な Stephen Senn（スティー
ブン・セン）博士は「有意差にかかわらず，行った検定についてプロトコルに
表記された重要度の順にすべて報告するのであれば，多重検定による補正は
行わなくてもよい」と述べています[1]。言い換えれば，見過ぎによる出過ぎ
の問題は，科学的な裏付けもなくとりあえずデータを取って，有意差の出た
ものだけについてあたかも最初からそれだけが評価されていたかのように結
果を発表する後出しジャンケンのような研究で問題になります。このような
研究仮説の定まらない研究は「フィッシング」または「データドレッジング」と
呼ばれ，下手な鉄砲も数撃ちゃ当たる方式で解析を行うので，得られた結果
に再現性がないという深刻な問題を引き起こします。

結果に左右された研究目的のすり替えや，データドレッジング（見過ぎ）に
よる出過ぎを防ぐために，日本でも米国でも臨床介入試験を行う際には研究
を始める前に研究プロトコルを公示することが義務付けられています。研究
プロトコルには主評価項目，2次的，3次的，探索的な評価項目が何かを
はっきりと表記し，解析の結果，主評価項目で全く有意差がなくとも，主評
価項目，2次的，3次的，探索的というプロトコルに記載された順で論文に
表記します。このような優先順位が全くつけられない場合は，多重検定の補
正を行わなければなりません。

2012年に NEJM から報告された，透析患者さんの副甲状腺機能亢進症を
改善するカルシウム受容体作動薬シナカルセトが，透析患者さんの延命効果
があるかどうかをみた大規模無作為化比較試験では，主解析の単変量解析で
は有意差が出ず，2次の感度解析として行われた多変量回帰分析で有意差が
確認されました[2]。ここで結果を論文化するときに多変量解析で有意差が出
たからといって主解析に置き換えるのはタブーですから，最終報告は研究計
画書に記載された単変量解析の結果に基づき効果なしと結論づけられまし
た。この研究では多変量解析を主解析とプロトコルに記載しておけばシナカ
ルセトは効果ありとできたのですから，解析の優先順位は慎重に行うように
心がけてください。

129

まぐれ当たりを起こさない新しい解析方法

　まぐれ当たりの確率であるP値を用いた解析では，下手な鉄砲も数撃ちゃ当たる，見過ぎによる出過ぎの多重検定の問題を避けて通れないので，最近ではベイズ法や尤度法などのP値の概念を伴わない検定法も開発されてきています。これらの手法では，データをもとに直接新薬が既存薬より有効かどうかの確率を計算でき，P値を用いないので，多重検定の問題が生じず補正を行わなくてもよいという利点がありますが，まだまだ一般には受け入れられていないようです。ベイズ法についてはLesson 18で詳しく説明します。

コラム

ゲートキーピング法

　医薬品開発における大規模な第3相試験では，複数の重要な解析が行われる際に，多重検定の補正方法としてゲートキーピング法がよく用いられます。ゲートキーピング法は，全体の有意水準を5%にするために個々の解析に用いられる有意水準を分配するボンフェローニ法のような手法や，優先順位を設けて階層的に検定を進める階層法が含まれます。

　例えば，未治療の進行性または転移性腎細胞がん患者さんを対象とした第3相試験では，アベルマブとアキシチニブの併用療法群とスニチニブ療法群に無作為に割り付け，全生存率（overall survival：OS）と無増悪生存期間（progression-free survival：PFS）の2つの主要なアウトカムが評価されました。OSとPFSのアウトカムは，PD-L1という蛋白質に陽性反応を示す患者群と全患者群のそれぞれの集団で解析されました。有意水準の設定は次のように行われました。まず，PD-L1陽性患者群に対して，PFSの有意水準を0.008，OSの有意水準を0.042に設定し，合計で5%となるように分配します。いずれかのアウトカムで得られたP値が事前に定めた有意水準を下回れば，対象集団に対して薬剤が承認されることになります。解析はまず，PD-L1陽性の患者群のみで行われ，そこで有意差が確認された場合のみ，その有意水準が次の解析で引き継がれます。PD-L1陽性群のPFSで有意差が確認された場合，その有意水準0.008が全患者群のPFS解析にも適用されます。そこでさらに有意差が確認された場合，全体集団のOSの評価に有意水準0.008が引き継がれます。PD-L1陽性集団のOSで有意差が出たときはその

有意水準 0.042 が全体集団の OS の評価に引き継がれます（図）。

　どのように分配するか，どこで分配を用いてどこで階層法を用いるかは試験によって自由に設定できるため，最近の第 3 相試験では製薬企業が戦略的にさまざまな設定を行うことで，複雑化しています。

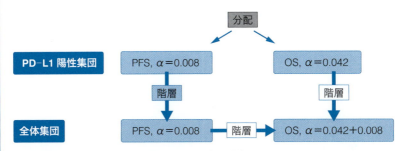

図　JAVELIN 試験におけるゲートキーピング法
階層：有意差が出た場合のみ有意水準が次の検定で利用可能。

Review

- 複数の検定（P 値）を用いた研究では，「見過ぎ」によって，誤って差が出てしまう 1 型エラーの増加が起こり得る。
- この問題を防ぐため，有意水準や P 値を補正し検定をより厳しく行うことが推奨されているが，それぞれの補正法の基本的コンセプトを正しく理解することは，補正のし過ぎによって起こる 2 型エラーの増加を防ぐうえでも重要である。

―― 参考文献

1) Senn S : Statistical Issues in Drug Development, 2nd ed. p143, Wiley Interscience, England, 2008
2) EVOLVE Trial Investigators : Effect of cinacalcet on cardiovascular disease in patients undergoing dialysis. N Engl J Med 367 : 2482–2494, 2012【PMID】23121374

Lesson

11

中間解析

　Lesson 10 では，見過ぎによる出過ぎ，多重検定の補正法について説明しましたが，本 Lesson では，長期の無作為化比較試験の中間解析で用いられる多重検定の補正法について説明します。

過剰な中間解析は誤った結果を導きかねない

症例数を増やせばいつか必ず有意差が出る

　Lesson 9 では，臨床的に意味のないどんなに小さな差でも，症例数を増やせばいつかは統計的には有意となることを説明しました。症例数が多ければ多いほど統計的には正確な結果を導くことができるので，症例数は多いほどよいのですが，倫理的，経済的な観点から研究開始時は常に「必要最低限」の症例数を見積もることが要求されます。「症例数なんて研究開始前に決めずに何度も仮説検定を繰り返し，P 値が 5％より小さくなるまでデータを取り続けて，5％未満になった時点で研究をやめるとよいのでは？」と思った人，Lesson 10 を読めば，研究中に何度も仮説検定を繰り返すのはルール違反だということがおわかりいただけたと思います。例えば 100 人参加の臨床研究で最初の 10 人のデータが集まったときに解析を行った場合でたまたま最初の 10 人に試験薬が効いたとき（P＜0.05），その P 値をもとに研究を中止し薬剤が効くと発表してしまうと，次の 10 人ではたまたま試験薬が効かず参加者 20 人の時点では全く違いがないというような事態も起こりかねません。特に研究当初の症例数の小さい段階で解析を行ってしまうと，このような無作為なデータのふらつきにより薬剤の効果を間違って判断してしまう可

133

能性が高くなります。

このような理由から，**無作為化比較試験では通常，研究計画時に予想され得る薬効に基づいて検出力が十分得られる範囲で必要最小限の症例数を計算したあと，その症例数に達成するまで試験を継続し，研究終了時に初めて最終評価の解析を行います。**しかし長期に及ぶ研究では，その薬剤を待ちわびている市場のニーズに応えるためにも解析を研究終了前に行い，予想以上の効果が観測された場合には研究を早期終了することがあります。

中間解析の背後に忍び寄る 1 型エラー

しかし，研究をできるだけ早く終了するために中間解析を頻繁に行うと，解析を行えば行うほど多重検定による 1 型エラー(効果がないものを誤って効果があると判断してしまう)が大きくなってしまいます。

ICU に入院中の患者さんを対象に行われた脂質異常症薬であるクロフィブラートの無作為化比較試験では，5 年後の生存率においてクロフィブラート群はプラセボ群と比較しほとんど差がなかったにもかかわらず($P =$ 0.55)，8 年半に及ぶ研究期間で 2 か月おきに行われた中間解析では，なんと P 値が通常の 0.05 を計 4 回下回り，有意差が確認されたのです(図 11-1)[1]。最初の有意差は試験開始 15 か月後にクロフィブラートの有効性を示す P 値が 0.05 を下回り，次に 23，24，56 か月時でも同様にクロフィブラートの有効性が示されました。早期終了の判断は，通常中間解析の結果に基づき独立データ安全委員会などの推奨によって行われます。本試験では，独立データ安全委員会がこの「見過ぎによる出過ぎ」の問題を熟知していたため，早期終了されなかったようです。

それに対し，2010 年に Lancet で発表された，アルツハイマー型認知症治療薬であるリバスチグミンを用いて，ICU に入院中の患者さんのせん妄発症率および死亡率が軽減できるかどうかを既存薬であるハロペリドールと比較した無作為化比較試験の論文があります[2]。当初 440 人の症例数で計画された研究が研究開始から 3 か月ごとに行われた 4 度目(症例数 104 人の時点)の中間解析で，リバスチグミン群の死亡率(死亡者数 12 人，22%)がプラセボ群のハロペリドール群(死亡者数 4 人，8%)を上回ったとして，逆効果のため早期終了となりました。この時点での P 値は 0.07 でした。私の見解で

Lesson 11 中間解析

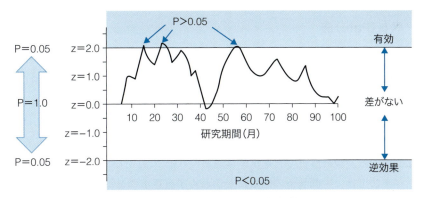

図 11-1 クロフィブラート無作為化比較試験の中間解析結果

z値＝クロフィブラートとプラセボ間の死亡率の差を表す（z値が小さいほど差がなく，P値は大きくなる）。
（Practical aspects of decision making in clinical trials : the coronary drug project as a case study. The Coronary Drug Project Research Group. Control Clin Trials 1 : 363－376, 1981 より）

は，中間解析は100人の被験者が研究を終了した時点に行われ，そのときにP値が0.05を下回り独立データ安全委員会が中止を決定したものと考えられますが，そのときすでに4人の被験者が研究途中だったためこの研究は最終的に104人の被験者で正式に中止され，4人をさらに加えた最終解析では有意差は0.07という妙な結果に終わったと考えます。この早期終了には疑問が残ります。研究途中で有意差が出たのにもかかわらず研究が続行されたクロフィブラート試験の結果を踏まえると，研究が最後まで続けられた場合，リバスチグミン群とプラセボ群の死亡率はどれほどの違いが出ていたのでしょうか。

「見過ぎによる出過ぎ」をいかに補正するか

中間解析を繰り返し行うことにより生じる「見過ぎによる出過ぎ」には，それぞれの中間解析において有意水準をより厳しく，慎重につまり差が出にくくなるように設定します。基本的な考え方はLesson 10で紹介した多重検定補正法と同じですが，中間解析における有意水準の補正はボンフェローニ法などとは異なる方法が用いられます。

ペト（Peto）法

中間解析で用いられる有意水準の補正方法で歴史上最初に登場したのが**ペト（Haybittle-Peto：ペト）法**です。ペト法は，中間解析の有意水準を 0.001 と厳しく設定することで，「見過ぎによる出過ぎ」を防ぎます（**表 11-1**）[3]。例えば中間解析の P 値が 0.005 であっても，「差がある」と判定するためにはエビデンスとして十分でないため，研究は続行されます。中間解析を厳しく設定する一方，最終解析の有意水準は通常の 0.05 で設定します。

ペト法では，中間解析の回数にかかわらず有意水準を毎回 0.001 と設定しますが，「中間解析の回数の比較的少ない研究と多い研究で有意水準を同じにするペト法はおかしいのではないか」ということで開発されたのが，次に説明するポコック法です。

ポコック（Pocock）法

ポコック（Pocock）法では，解析の総数が 2 回の場合はそれぞれの解析で有意水準は 0.029，解析の総数が 3 回であれば 0.022 というように，最終解析を含めた解析の総数が増えれば増えるほど各解析での有意水準を厳しく設定しています（**表 11-1**）。また，ポコック法ではペト法と異なり，最終解析の有意水準も中間解析と同様に厳しく設定されます。そのため，最終解析の P 値が通常の有意水準である 0.05 よりかなり小さい場合も，中間解析を多く行ったせいで有意差が出ないなど，ジレンマに陥る場合もあるのです。

オブライエン–フレミング（O'Brien-Fleming）法

このようなポコック法の弱点を補うために次に開発されたのが，現在最もよく使われている**オブライエン–フレミング（O'Brien-Fleming）法**です。オブライエン–フレミング法の有意水準はポコック法と同様，解析の総数が増えれば増えるほど厳しく設定されます（**表 11-1**）。それに加え，研究開始から間もない時点での中間解析は症例数が少なくデータが安定せず，1 型エラーも大きくなるという理由から，有意水準を一番厳しく（小さく）設定します。その後は有意水準は時間の経過とともに徐々に大きくなり，最終解析では通

Lesson 11　中間解析

表 11-1　無作為化比較試験における中間解析の有意水準

解析の総数	解析ステージ	ペト法	ポコック法	オブライエン–フレミング法
2	1 回目	0.001	0.029	0.005
	2 回目(最終)	0.05	0.029	0.048
3	1 回目	0.001	0.022	0.0005
	2 回目	0.001	0.022	0.014
	3 回目(最終)	0.05	0.022	0.045
4	1 回目	0.001	0.018	0.0001
	2 回目	0.001	0.018	0.004
	3 回目	0.001	0.018	0.019
	4 回目(最終)	0.05	0.018	0.043
5	1 回目	0.001	0.016	0.00001
	2 回目	0.001	0.016	0.0013
	3 回目	0.001	0.016	0.008
	4 回目	0.001	0.016	0.023
	5 回目(最終)	0.05	0.016	0.041

研究全体の有意水準を 0.05 とした場合。
(Schulz KF, et al : Multiplicity in randomised trials Ⅱ : subgroup and interim analyses. Lancet 365 : 1657–1661, 2005 より改変)

常の 0.05 に近くなります(表 11-1)。

　オブライエン–フレミング法における最終解析の有意水準はポコック法ほど解析総数に依存せず，比較的 0.05 に近く設定されるので有意差が出やすいという利点がある一方，研究開始間もない時点の中間解析の有意水準が厳しく設定されることから，早期終了を期待した研究には不向きといえます。

中間解析について研究計画書に詳細な記載を

　ここでご紹介した 3 つの方法は，1 回目の解析で症例数が 100 であれば 2 回目は 200，3 回目は 300 というように各解析間の症例数(インターバル)が同じであることを前提としています。最近ではインターバルが一定でなくても用いることができるラン–デメッツ(Lan-DeMets)法など，数多くの中間解析における有意水準の設定方法などが紹介されています。

　なお，今回説明した有意水準による研究の早期中断の決定法は「グループ逐次デザイン」と呼ばれ，比較薬剤の効果に差があるといった有効性，また

137

は逆効果による早期終了の判断の際に用いられますが，比較薬剤間に全く差がない無益性による早期終了の判断には使えません。非有効性による打ち切りには，中間解析の時点で観測されたデータをもとに，研究終了時に臨床的に意味のある差が出る確率を計算する「**確率打ち切り法**」と呼ばれる方法などが用いられます。

　また，逆効果を示すP値では，安全性を重視する観点から通常の0.05が早期終了の判断基準に用いられることもあります。先ほどご紹介した例では，リバスチグミン群の死亡率がプラセボ群を上回ったため，逆効果だとして早期中断の決定には多重検定による補正は行わず，P値は通常の有意水準の0.05に近いかどうかで判断されたようです。

　ペト法，ポコック法，オブライエン-フレミング法，確率打ち切り法など，どの方法を用いるかはそれぞれの研究の特性を考慮し，独立データ安全委員会が決定します。中間解析でどのように研究の早期中断の判断をするのか，有効性，無益性，逆効果(安全性)など個々の研究の状況を考慮し，中間解析の回数や時期を含めて研究計画書に詳細に記載する必要があります。

➡ Point

- いつ中間解析を行うか？
  - (例1)半分の被験者が研究を終了した場合。
  - (例2)予想した人数の半分の被験者でアウトカム(死亡など)が確認された時点で行うなど。

- それぞれの中間解析で何を考慮し，何を考慮しないのか？
  - (例1)データの質，参加者の数など研究遂行にかかわる項目を考慮するが，早期中断の解析は行わない。
  - (例2)早期中断の解析は逆効果の場合のみ行う。
  - (例3)早期中断の解析は有効性，逆効果の場合のみ行い，無益性については調べない。
  - (例4)早期中断の解析は有効性，逆効果，無益性のすべてについて調べるなど。

Lesson 11 中間解析

Review

- 無作為化比較試験の中間解析においても，「見過ぎによる出過ぎ」といった多重検定の問題が起こるため，有意水準を厳しく取る。
- 有効性，非有効性（無益性），逆効果（安全性）など，それぞれに対してどの手法で，何回，どの時期に中間解析を行うかを研究計画書に記載する必要がある。

参考文献

1) Practical aspects of decision making in clinical trials : the coronary drug project as a case study. The Coronary Drug Project Research Group. Control Clin Trials 1 : 363-376, 1981【PMID】7261627
2) van Eijk MM, et al : Effect of rivastigmine as an adjunct to usual care with haloperidol on duration of delirium and mortality in critically ill patients : a multicentre, double-blind, placebo-controlled randomised trial. Lancet 376 : 1829-1837, 2010【PMID】21056464
3) Schulz KF, et al : Multiplicity in randomised trials Ⅱ: subgroup and interim analyses. Lancet 365 : 1657-1661, 2005【PMID】15885299

139

Lesson 12

無作為化比較試験（RCT）におけるデータ解析

　2018年に施行された臨床研究法では，医薬品・医療機器・診断などを人に対して用い，かつ侵襲性を伴う研究で安全性・有効性を確認する場合，臨床研究法に則り科学性を担保した厳格なプロトコルの下で行う義務が課せられるようになりました。無作為化比較試験（randomized controlled trials：RCT）の解析は観察研究の解析に比べ，無作為化によって交絡が防げるのでデータ集積に手間とコストがかかるものの解析は比較的簡単だと思われているようですが，無作為化比較試験の正しい解析法についてはあまり一般には語られていないようです。本 Lesson はそれを踏まえ，無作為化比較試験におけるデータ解析の注意事項について紹介します。

患者背景表に P 値は必要か？

　大多数の無作為化比較試験では年齢，性別，喫煙の有無，研究開始時点の重篤度などの患者背景を新薬群，プラセボ（または既存薬）群間で比較します。無作為化を行う理由はグループ間の特性をそろえることによって交絡を防ぐためなので，グループ間がうまくそろったかどうかを調べるために，背景因子ごとに群間比較を行います。

　表 12-1 は私が以前かかわった，2 型糖尿病患者さんを対象に心臓病リスク改善を目的とした教育的介入による血糖コントロールについて調べた研究の患者背景です[1]。この研究では P 値を用いて背景因子ごとに差を調べましたが，**無作為化比較試験においてベースラインの特性の違いの判断に P 値を用いることは統計的に正しい意味をもちません**[2]。The New England Journal of Medicine（NEJM）の Author Guideline でもはっきりと推奨されています[3]。

141

表 12-1　2 型糖尿病無作為化比較試験の患者背景

背景	コントロール群 (N = 105)	介入群 (N = 112)	P 値
平均年齢(歳) (標準偏差)	57(11)	54(13)[*1]	0.05
女性の人数(%)	59(56%)	63(56%)	0.99
黒人の人数(%)	62(59%)	78(70%)[*2]	0.10
平均年収(2 万ドル未満)	78(74%)	77(69%)	0.53
高卒以下の人数(%)	79(75%)	80(71%)	0.36
BMI(kg/m²)	34(8)	35(9)	0.63
糖尿病歴(年)	9(9)	8(9)	0.68
インスリン使用数	40(38)	45(40)	0.75
新糖尿病者(3 か月以下)	20(19)	20(18)	0.82

[*1] P = 0.05，ほかとの比較の場合は P > 0.20。　[*2] P = 0.10，ほかとの比較の場合は P > 0.20。
登録前 6 か月の発生率。
(Rothman RL, et al : Influence of patient literacy on the effectiveness of a primary-care based diabetes disease management program. JAMA 292 : 1711-1716, 2004 より)

その理由を以下に挙げます。

理由 1

　症例数が多ければ多いほど P 値は小さくなるため，大規模研究ほど有意差が出やすくなります。例えば，症例数が各群 10 人の研究と各群 1,000 人の研究では，平均年齢の群間差が両者ともに 3 歳であっても，小規模研究では有意差なし，大規模研究では有意差ありという不公平な結果になってしまいます。無作為化は大規模研究ほど効果的に群間の特性をそろえられるはずなので，つじつまが合いません。

理由 2

　多重検定の項目(Lesson 10)でも説明しましたが，下手な鉄砲も数撃ちゃ当たる方式で P 値を用いる解析は P 値を多く計算すればするほど有意差は出やすくなるので，ベースラインの患者背景表に加える因子が多ければ多いほど，少なくともどこか 1 つの因子で有意差が出る確率

が高くなります。背景因子を5個リストアップした場合と，20個リストアップした場合とでは，その確率は大きく異なります。20個リストアップすれば，1つでも有意差が出る確率は64％まで高くなります。背景因子をいくつ載せるかについてのガイドラインは特に存在せず，研究者およびレビュアーの判断に任されているようです[4]。無作為化比較試験が観察研究に勝る理由として，無作為化によって計測された交絡因子のみならず，「未計測の交絡因子」までバランスが保障されるということですから，患者背景表に載せる因子の数によってバランスが変わるというのはおかしな話です。

そもそもベースラインの患者背景表のP値とはいったいどんな意味をもつのでしょうか？　P値の統計的な意味は，「母集団で比較したい群間に差がないときに，無作為に集めてきたデータで観測される差が偶然出る確率」という意味です。先ほどの例で，無作為に割り付けした2群間の3歳という平均年齢の差について計算したP値が0.05でした（正確には0.045です）。多くの読者は（もちろん研究者もですが），ここでこのP値が0.05より小さいという理由で，この3歳の群間差には統計的な違いがあるとみなすでしょう。実はここに大きな間違いが起こっていることに気づいた人はいるでしょうか？

ここで有意差ありと判断するのは，差がないという帰無仮説を棄却するということです。帰無仮説とは「真の差がない」，言い換えると「データを無作為に取ってきた母集団で比較したい群間に差がない」ということです。帰無仮説を棄却するのは，ここで観測された3歳の群間差は偶然に観測されたものではなく，母集団でも群間に差があるということになります。母集団で差があるということは，同じ割り付け方法を用いると，ほかの研究者が行った研究でも年齢に違いが出ることになってしまいます。それではおかしいですよね。全く無作為に割り付けられているのであれば，観測された3歳の差はたまたま5％の確率で「偶然」出てしまったことになり，帰無仮説を棄却するかどうかを検討するのは全く論外というわけです。**P値を使って仮説証明するということは，もっと大きな母集団で比較群に違いがあるかどうかを調べることであって，すでに集めてきたデータで差があるかどうかを比較しているわけではないのです**（p10参照）。それでは，集めてきたデータで観測

された3歳の差が意味のある差かどうかを決めるためにはどうすればよいのでしょうか？　その場合，P値のような確率的なツールは必要なく，3歳という差が臨床的に意味のある差かどうか，臨床的な判断で決めればよいのです。

無作為化の本当の意味―全体的なバランスをみる

ここまでの話は，ベースラインの特性比較をするために個々の背景因子を比較するという視点で説明してきました。しかしベースライン因子のひとつひとつを比べることに意味はないという「無作為化の信奉者たち」の考え方も存在し，実は私もその信奉者の1人です。無作為に割り付けるこの「無作為」という言葉の意味は，年齢，性別などの個々の背景因子の差がある因子は介入群に有利な方向に差が出ていても，あるほかの因子ではコントロール群に有利なように差が出て，その差の方向性は全く無作為であるということです。この「無作為な差」のおかげで，グループ間は「全体」としてバランスが取れていて，そのバランスは計測済みの因子のみならず，「計測されていない因子」でも全体としてバランスが取れているというのが，無作為化の本当の意味なのです。

図12-1は表12-1で示した2型糖尿病患者さんを対象にした無作為化比較試験の背景表をもとに作成しています。介入群とコントロール群の背景因子の差を，標準偏差で割って標準化したものです。差の方向性を，介入群に有利な方向に差が出ている場合はプラス，そうでない場合はマイナスで表しました。例えば，年齢が高いほど血糖値が高くなりやすいと考えると，介入群のほうが平均年齢が3歳若いのでこの差はプラス。介入群に差が出やすくなる方向にあると考えられます。ここでP値が0.05より小さいという理由から年齢のみを調整したのではこれによって全体のバランスが崩れるので，調整した結果，かえってバイアスがかかってしまいます。

ベースラインの特性は，個々の変数の有意差があるかないかではなく総合的なバランスを考えます。これはまるで振り子を振るように，あるときはその振り幅が大きく出ても最後には振り子は直下で止まる（バランスが取れている）というのと同じです（図12-2）。したがって，それぞれの背景因子で有意差が出ていなくてもアンバランスな方向が比較群の一方に偏っているよう

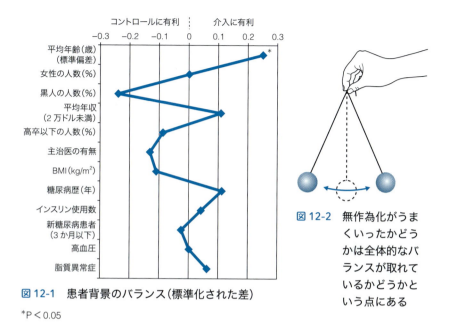

図 12-1　患者背景のバランス（標準化された差）
*P＜0.05

図 12-2　無作為化がうまくいったかどうかは全体的なバランスが取れているかどうかという点にある

な研究は，無作為化が正しく行われていたのかどうか疑ってみるべきだと思います。

アウトカムのベースライン値は調整すべき？

Lesson 7 で紹介したように，交絡は無作為化によって比較群の特性をそろえることで防げます。そのため，無作為化がなされない観察研究に比べると，無作為化比較試験の解析では回帰分析による調整は重要でないと通常認識されていますが，いくつかの無作為化比較試験では調整を行っています。無作為化比較試験における回帰分析による調整は，いつどのように行われているのでしょうか？

無作為化比較試験において回帰分析を用いるかどうかについての明確なガイドラインは存在せず，調整を行う場合でもその使い方や理由はさまざまです。調整を行わない場合も含め，以下に 6 つの例を挙げてみました。それぞれが正しいかどうか，考えてみましょう。

Q1 以下の❶〜❻の記述が正しいものはどれか考えてみてください。

❶無作為化によって観測された変数のみならず，観測されていない変数でも全体的なバランスは取れているはずなので(例えば，年齢は新薬群が3歳若いため結果は新薬群に有利になる可能性が高いが，新薬群の喫煙率も10%高いため，新薬群には不利な結果となる可能性も高い。そのため，有利/不利は全体として半々となり相殺される)，ベースラインで特定の変数に群間差が確認されても解析は「調整なし」の単変量解析を行う。

❷ベースラインの群間比較で，P値が0.05より小さい変数のみを調整する。

❸ベースラインの群間比較で，P値を使わずに臨床的な判断で差があるとみなされた変数のみを調整する。

❹ベースラインの群間比較の結果は用いず，研究前に作られたプロトコルで表記された変数のみを調整する。これらの変数は，アウトカムに対して影響力をもつリスク因子(例：がんによる死亡がアウトカムの場合，腫瘍ステージなど)のなかから選ばれる。

❺アウトカムのベースラインの値(例：薬剤投与後の血圧をアウトカムとすると，投与前の血圧の値)を調整する。

❻特性を確実にそろえるために無作為な割り付けが層別に行われた場合(例：多施設無作為化比較試験の場合の施設)，層別に使われた変数を調整する。

　通常，統計家の間で正しいと認識されているものは❶，❹，❺，❻です。大きな違いは，調整するかしないか，あるいは調整する場合にどの変数を調整するかをデータを見ないで(プロトコルを作成するときに)決めているという点です。ベースラインの比較など，実際のデータを見てから差のある変数のみを調整するという方法は，結果にバイアスがかかるとして最近ではなるべく用いないよう助言されています。

　❶の「調整しない」という方法は，無作為化比較試験の結果をまとめた多くの論文で目にします。❹では調整は行いますが，どの変数を調整するかは研究開始前にアウトカムに対して影響をもつリスク因子のなかから選んでおきます。無作為化比較試験では無作為化によって交絡の影響を防げるので，❶

146

のような調整を行わない解析でも薬効を表すアウトカムの群間差は正しく計算されますが，❹のようにアウトカムに影響をもつ変数で調整すると解析の精度が増す（P値が小さくなる）ことが知られています[4]。

アウトカムのベースラインの値や層別割り付けに使われた変数などは，通常アウトカムに対して影響をもつと考えられているので，❺，❻は❹に含まれることになります。

A1 ･･ ❶，❹，❺，❻

かつて私が所属していたヴァンダービルト大学では，研究者が研究計画を立てる場合や論文を投稿する際に，大学側が統計家を含む学内の各分野のエキスパートを集めて内部コンサルテーションを行うStudioと呼ばれる制度がありました。私がエキスパートとして参加した研究は，薬剤投与後の炎症マーカーの値を比較する無作為化比較試験でしたが，「研究費が足りなかったので，試験開始前の炎症マーカーの値は計測しなかった」とのこと。「大変残念です」と言わざるを得ませんでした。この研究では，薬剤投与後の炎症マーカーの値に有意差は出なかったのですが，試験開始前の炎症マーカーの値を回帰分析で調整することによって，試験後のマーカーの違いに差が出たかもしれないのです。皆さんもこのような状態に陥らないためにも，研究開始前，プロトコルを検討する段階で専門家に相談するなど，解析プランをしっかり立てることを心がけてください。

Review

- ベースラインの群間比較にはP値は記載しない。
- アウトカムの解析は調整しない場合が多いが，調整によりパワーが増すことがある。
- 調整を行う場合は，プロトコル作成時に調整する変数を決めておくことが重要である。
- アウトカムのベースライン値は通常調整するので，必ず測定する。

──参考文献

1) Rothman RL, et al : Influence of patient literacy on the effectiveness of a primary-care-

based diabetes disease management program. JAMA 292 : 1711−1716, 2004 【PMID】
15479936

2) Senn S : Testing for baseline balance in clinical trials. Stat Med 13 : 1715−1726, 1994
【PMID】7997705

3) The New England Journal of Medicine.
http://www.nejm.org/page/author-center/manuscript-submission#electronic

4) Assmann SF, et al : Subgroup analysis and other (mis)uses of baseline data in clinical
trials. Lancet 355 : 1064−1069, 2000 【PMID】10744093

Lesson

13

インターアクション
（交互作用）

インターアクションは，臨床研究において交絡と並ぶ重要なコンセプトです。例えばアスピリンの死亡における影響をみるとき，「年齢が交絡なのかインターアクションなのか解析せよ」なんてよくレビュアーから言われますが，皆さんは交絡とインターアクションの違いをきちんと理解できているでしょうか？　全然だめ？　でも大丈夫，これはあなたに限ったことではありません。私も大学院時代に苦労した覚えがあります。ちまたに出回っている教科書はインターアクションをうまく教えきっていないため（少なくとも私はインターアクションをうまく説明している教科書に出くわしたことがないので），結果として非常に理解しづらいコンセプトになってしまったのでしょう。

インターアクションを交互作用と理解するとわかりづらい

インターアクションは交互作用または相互作用と訳され，「2つ以上のファクターが互いに影響を及ぼし合うこと」と定義されています。しかし，そもそもこの定義がよくないのです。よく知られている例ですが，ワルファリンの服用中に納豆などのビタミンKを多く含む食事を制限するのは，ワルファリンとビタミンKがインターアクト（交互作用）するからだと考えられます。ここで，ワルファリンとビタミンKが互いに影響を及ぼし合うとしてインターアクションを捉えてしまうと，はて，ワルファリンがビタミンKに効果を及ぼし，またビタミンKがワルファリンにも効果を及ぼすとは何ぞや？とちょっとこんがらがってきませんか？

149

インターアクションは effect modification として理解する

　私は，このインターアクションを **effect modification** という用語を用いて説明しています。そのほうが断然簡単に理解できるからです。研究対象要因の効果(effect)，ここではワルファリンの効果がほかの要因の有無(納豆を食べるか食べないか)によって変わる(modify される)，と捉えてみましょう。つまりワルファリンは納豆を食べなければ効果があるが，食べると効果がなくなるので，**ワルファリンの効果は納豆を食べるか食べないかによって変えられる**，すなわち納豆はワルファリンの effect を modify しているので，ワルファリンと納豆はインターアクトしていると理解するのです。どうでしょうか，ちょっとすっきりしたでしょう。納豆はワルファリンの効果を抑制しますが，逆にアルコールなどはトリアゾラムなどといった睡眠導入剤などの効果を増強させてしまいます。抑制も増強も，薬剤の効果を変えることに変わりはないので，どちらの場合もインターアクトしていると言えます。

　併用禁忌薬のように薬剤の効果を変えてしまう薬剤もあります。トリアゾール系抗真菌薬のイトラコナゾールとベンゾジアゼピン系薬物のトリアゾラムは，他方がもう片方の薬剤の効果を変えてしまうのでその併用が禁止されています。

　薬物間の交互作用としては協力作用(synergism)〔相加(additive)，相乗(potentiation)〕，拮抗作用(antagonism)などが挙げられますが，本 Lesson で定義する疫学的，統計学的なインターアクションには相加の効果は含めません。例えばワルファリンもアスピリンも単剤使用の場合，心臓病による死亡率が未使用に比べて 50% 削減するとしましょう。併用では 50% × 50% = 25% で死亡率が 1/4 になるとすると，これはアスピリンとワルファリンの**それぞれの主効果がそのまま組み合わさったことに過ぎないので，インターアクションには数えません**。この場合のインターアクションを effect modification として捉えると，ワルファリン未使用者ではアスピリン未使用者の死亡率を 1 としたとき，アスピリン使用者では死亡率が 50% になり(リスク比 = 0.5)，同様にワルファリン使用者ではワルファリン使用によってすでに死亡率が 50% 改善しているので，アスピリン未使用では 50%，使用すると 25%（リスク比 = 0.5）といった具合に，ワルファリンを使用する，しないにかかわらずリスク比で表されるアスピリンの効果は同じとなり，インターアクション

Lesson 13 インターアクション（交互作用）

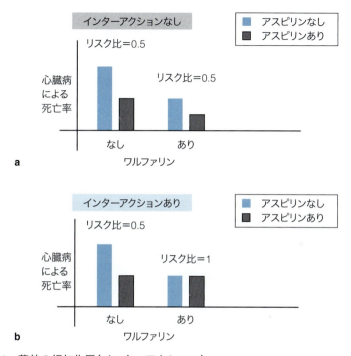

図13-1　薬効の相加作用（インターアクション）
a：リスク比が同じ→インターアクションなし。b：リスク比が異なる→インターアクションあり。

が起こっていないことが容易に確認できます（図13-1a）。一方、図13-1b ではワルファリン未使用者ではアスピリンの効果を示すリスク比が 0.5 に対し、ワルファリン使用者ではリスク比が 1 となりアスピリンの効果がワルファリンの使用の有無により変わっていることがわかります。

　アレルギーがある人に使用が禁止されるなど、特定の患者さんに使用を禁じている薬剤もあります。これはアレルギーの有無によって薬剤の効果が変わってしまうためであり、これも「効果が変わる」のでインターアクションです。

　個人の遺伝子型に沿ってより効果のある薬剤を提供するという個別化医療（personalized medicine）も、ある遺伝子があるかないかによって薬剤の効果（薬効）が変わることに着目しているので、インターアクションの有無が解析のポイントとなります。

151

インターアクションは交絡とは根本的に違う

Lesson 7 で説明した**交絡は研究デザイン上起こるバイアスなので，無作為化比較試験などのデザインにより防ぐことができます**。しかしインターアクションは生物的，医学的現象なので，デザインによって防ぐものではありません。授業でよく話しますが，ある薬剤が効く効かないの研究結果を夕方のトップニュースで紹介するときに，交絡が起こっていたかどうかはまずニュースにはなりませんが，どのような患者さんに特に有効かなどはニュースにもなりそうです。そう考えると交絡との違いがわかってきたでしょう。**つまり，インターアクションを無作為化比較試験でも観察研究でも研究デザインを問わず解析上考慮し，結果として報告される必要があります。**

インターアクションの解析

図 13-1 ではアスピリンの効果をワルファリンありなしで別々にみた場合（ワルファリンで層別解析した場合），アスピリンの効果が変わるかでインターアクションを判断していますが，インターアクションがあるかないかはこのようにデータを割る（層別する）ことによって簡単に解析できます。ただし，アスピリンの効果がワルファリンによって変わるかどうかは（リスク比＝ 0.5 とリスク比＝ 1 のように）2 つのリスク比の違いが臨床的に意義があるかどうかで判断しますが，同様の研究が将来的に行われた場合にも同じような違いが観察されるかどうかは層別解析ではわかりません。2 つのリスク比が統計的に有意に違うかどうかを判定する必要があります。これを**インターアクションの検定**と呼び，通常は回帰分析でみたい薬剤とその効果を変えるファクター（この例ではアスピリンとワルファリン）の**掛け算の項**をそれぞれの主効果とともに回帰分析に加えて，掛け算の項に有意差が出るかどうかで判断します。それでは実例を挙げながら説明していきましょう。

➡ Point

- インターアクションの有意差をみる回帰分析：
  アウトカム＝効果がみたい薬剤＋薬剤の効果を変えるファクター＋
  　　　　　　効果がみたい薬剤×薬剤の効果を変えるファクター

Lesson 13　インターアクション（交互作用）

インターアクションの具体例

　2005 年に Lancet に掲載された ATAC 試験は，約 9,400 人の閉経後・早期乳がん患者さんを対象として 2001 年に開始された世界最大規模の臨床試験です[1,2]。5 年以上にわたってアナストロゾールとタモキシフェンの効果を乳がんの再発率について比較した結果，アナストロゾールがタモキシフェンよりも治療効果に優れていることが示唆されました。

　例えば，乳がんの再発率を比較するハザード比は 0.79（95％信頼区間＝0.70-0.90，P ＝ 0.0005），つまりアナストロゾールの投与により，再発率が 21％削減したと理解できます。しかし，これは研究対象者全員の平均的な結果に過ぎないので，どのような特性をもった患者さんに対してより効果があったのかを調べるために，リンパ節の状態，腫瘍サイズ，ホルモン受容体（陽性/陰性），過去の薬物治療の有無などによってグループ分けを行い，それぞれのグループごとにアナストロゾールの効果が解析されました（図 13-2）[2]。

　ホルモン受容体陽性患者さんでは，アナストロゾールのハザード比は信頼区間に効果がないという値である 1 を含んでいないので有意差があり，一方ホルモン受容体陰性患者さんでは，ハザード比が 1 に近く信頼区間も 1 を含んでいるので有意差がないとされました。この結果から，ホルモン受容体陽性患者さんのほうがアナストロゾールの効果が大きいと結論付けられたようです。

交互作用の解析は非常に難しい

　このように，患者さんの特性によって薬効が変わる交互作用は臨床的にも大変重要な意味をもちますが，交互作用の解析は大変難しいことが知られています。先ほどの例で薬効が変わることに対するエビデンスとして，「あるグループでは有意差が出たけれど，他方では出なかった」というように，有意差のみに着目してしまうと大きな問題が起こります。

153

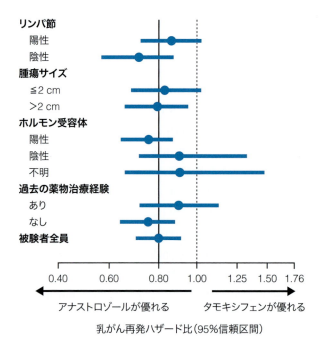

図 13-2　ATAC 試験のサブグループ解析の結果を表す forest plot
(Cuzick J : Forest plots and the interpretation of subgroups. Lancet 365 : 1308, 2005 より改変)

有意差のみに着目してはならない

　例えば，腫瘍サイズごとの薬効をみてみると，腫瘍サイズが 2 cm 以下の患者さんのハザード比は信頼区間が 1 を含むので有意差なし，2 cm を超える腫瘍の患者さんのハザード比は信頼区間が 1 を含まないので有意差ありと判断できます．両者のハザード比の差はごく小さいのに，アナストロゾールの効果が腫瘍サイズによって変わる，つまり交互作用があると結論づけてしまってもよいのでしょうか？　言い換えれば，同様の研究が将来的に行われたときに，腫瘍のサイズによってアナストロゾールの効果に違いがあることが再現可能なのかということです．

　答えは NO です．無作為にデータを取ることによる不確実性は信頼区間によって表されますが，図をみると，腫瘍サイズによる 2 つの信頼区間を比べるとはっきりと重なっていますね．**つまりこの不確実性により，同様の研**

Lesson 13　インターアクション(交互作用)

究が行われたとき，2つのハザード比が逆転することも考えられるのです。
これらのハザード比は統計的に異なるとは言えません。この場合，先ほども
述べたようにインターアクションが起こっているかどうか，統計的にエビデ
ンス付けを行います。この例ではコックス比例ハザード回帰を用い，説明変
数はアナストロゾールの有無と腫瘍サイズの主効果とその2つを掛け算し
た項をモデルに入れ，掛け算の項の有意差が**インターアクションのエビデン
ス**となります。

　図 13-2 が示すように，ATAC 試験ではすべてのサブグループの解析で信
頼区間が重なっているので，交互作用の解析ではどのサブグループ間でも有
意差をみることができませんでした。この試験の結果，アナストロゾールは
閉経後のホルモン受容体陽性患者さんを対象にした乳がんの治療薬として推
奨されましたが，ホルモン受容体がある人には効果的でそうでない人には効
果がないというインターアクションに，統計的なエビデンスは取られていな
かったようです。この点が The New England Journal of Medicine(NEJM)の
エディターからも指摘されています。

インターアクションの解析はパワーが激減

　腫瘍サイズなど，患者さんの特性ごとにデータを解析するとそれぞれの解
析の症例数が減るので，インターアクションの解析は通常パワーが落ちるこ
とが知られています。この試験では，臨床的には意味のある差なのに統計的
な有意差が出ませんでした。その理由は，研究計画時の症例数の見積もりが
全員のデータを用いた平均的な効果に対してされており，特定の患者さんご
とに効果をみるインターアクションの有意差を検出するための十分な症例数
が見積もられていなかったからに過ぎません。ですから，統計的有意差のみ
に注目してしまうと，インターアクションには有意差が出なかったためアナ
ストロゾールは誰にでも同様に効くということになってしまうので，閉経後
のホルモン受容体陽性患者さんに特に効果があるという，患者さんにとって
大変重要な情報が埋もれてしまうのです。

　約 9,400 人の被験者を対象に行われた世界最大規模の臨床試験であって
も，インターアクションの有意差を検出するにはパワー不足だったことで，
インターアクションの解析がいかに困難なものかご理解いただけたのではな

155

表 13-1　NEJM の層別解析結果レポートガイドライン

1. **要約**における層別解析は，その解析が主要評価項目に対してプロトコルに記載された項目において行われているときのみ記載する。
2. **手法**における層別解析は，層別解析が行われた項目（腫瘍サイズ，受容体の有無など）をすべて記載し，どの項目が事前にプロトコルに記載されたか，どの項目は後付けの解析によるものであるかを明記する。解析に用いられたアウトカムは何か，薬剤の効果の違いを示すインターアクションの有意差はどのように確認されたかなど明記する。後付けの項目について多重性の補正が行われたかどうかなども明記する。補正が行われていない場合は多重検定による問題点を記載する。詳細については必要であれば Appendix に記載すること。
3. **結果**における層別解析では，薬剤の効果の違いに有意差を付けるインターアクションの解析の結果（P 値）と forest plots のように効果的にそれぞれの層別解析における薬剤の効果を信頼区間とともに表記する。
4. **考察**における層別解析は，層別にみた薬効の違い（インターアクション）に確証的なエビデンスがない限り過大な結果報告は避け，解析の信頼性，limitation など結果をサポートまたは結果に矛盾する多研究からの報告などを踏まえながら記載する。

（Wang R, et al : Statistics in medicine−reporting of subgroup analyses in clinical trials. N Engl J Med 357 : 2189−2194, 2007 より）

いでしょうか。言い換えれば，インターアクションの解析は通常パワーが激減するので，たとえ有意差が出なかったとしても，臨床的に薬効がすべての患者さんに等しいというわけではないのです。ですから，結果の解釈には注意が必要です。「統計的有意差は確認できなかったので確証的なエビデンスではないが，臨床的には大変意義のある違いであり，探索的には大変意味がある」というようにまとめてみてはどうでしょうか。

このように，臨床的には非常に意味のあるインターアクションですが，その解析，解釈が大変難しいため，NEJM ではサブグループ解析による交互作用の解析ガイドラインを紹介しています（**表 13-1**）[3]。このガイドラインでは，先に挙げた点のほかに，「サブグループの数が多くなり過ぎると多重比較の問題が起こるため，どのサブグループで薬効を調べるか，事前にプロトコルに載せることを心がけるべき」など，注意すべき事柄が細かく記載されています。

Lesson 13　インターアクション（交互作用）

Review

- 臨床研究では，インターアクションを effect modification として捉えると理解しやすい。
- サブグループごとの解析の有意差のみでは，インターアクションの判断はできない。
- 効果がサブグループ間で変わるかどうかは，統計的なエビデンスが必要である。
- インターアクションの解析はパワーが落ちるので，確証的なエビデンスとしてインターアクションを捉えたいときは，症例数を十分多く取ることが必要である。
- インターアクションを調べる項目は，研究前のプロトコルに記載しておく。
- インターアクションを調べる項目が，事前に定義できなかった場合は多重検定による P 値または有意水準の補正を必要とする。

参考文献

1) Howell A, et al : Results of the ATAC（Arimidex, Tamoxifen, Alone or in Combination）trial after completion of 5 years' adjuvant treatment for breast cancer. Lancet 365 : 60−62, 2005【PMID】15639680
2) Cuzick J : Forest plots and the interpretation of subgroups. Lancet 365 : 1308, 2005【PMID】15823379
3) Wang R, et al : Statistics in medicine−reporting of subgroup analyses in clinical trials. N Engl J Med 357 : 2189−2194, 2007【PMID】18032770

Lesson

14

感度・特異度

解釈が難しい感度・特異度解析

　病気の診断検査の正確度を示す感度・特異度。その解釈が厄介なことはよく知られています。今回は私の実体験を踏まえ、診断研究における解析上の注意事項を紹介します。

感度・特異度は診断検査ツールの正確性をみるものであり、患者さんにとっては本末転倒している!?

　2010年の夏、私は人生で2回目となるマンモグラフィによる乳がん検診を受けました。数日後に届いた再検査を促すはがきを前に、目の前が一瞬真っ暗になりました。当時6歳と8歳の娘たちのことが真っ先に浮かび、私がいなくなったらこの子たちはどうなるのだろうと、それまでの人生で味わったことのない衝撃と不安を感じました。

　「私は統計家なのだから、データを見て落ち着かねば！」と自分を励ましながら、まずマンモグラフィのデータを探しました。診断検査ツールの正確性を表す指標として最もよく知られている感度・特異度を確認したところ、2009年に発表された乳がんサーベイランス・コンソーシアム（BCSC）のデータでは、感度は84％、特異度は92％でした。

　「えっ！　私が乳がんである確率が84％!?　いや、そうじゃなくて……」ここでの感度とは、乳がんをもつ人がマンモグラフィで陽性となる確率のことです（ちなみに特異度とは、乳がんでないと確定している人がマンモグラ

159

フィで陰性となる確率のことです）。「乳がんが確定している人が，何だって
また検査を受けるの？　検査結果はもう出ているのに。私が知りたいのは，
マンモグラフィで陽性だった人が実際にがんである確率。感度・特異度は臨
床現場からみると，本末転倒してはいないだろうか!?」

　その通り，**感度・特異度は診断検査ツールの正確性を見極めるために開発
者や医療機関が用いる指標であって，実際の臨床現場で患者さんのために用
いられる指標ではない**のです。患者さんが知りたいのは，私が知りたかった
「検査で陽性となるときに実際にがんである確率」であり，この確率は**陽性的
中度**または**検査後の病気のリスク（事後リスク）**と呼びます。

患者さんにとって重要な「検査が陽性のときに本当にがんである確率」を計算してみよう

　陽性的中度は，感度・特異度と検査前の病気のリスク（事前リスク）をもと
にベイズ法を用いた公式を使って計算できます。これは授業でも教えている
ので朝飯前。さっそく計算してみることにしました。もちろんその手は震え
ていたのですが……。

　私は前年にも乳がん検診を受けていたので，事前リスクは40〜45歳の1
年間の乳がんの発生率0.12％を使いました[1]。感度・特異度を事後リスクに
変換する計算は少々厄介ですが，ベイズ法を用いなくても手計算でも簡単に
計算できます（**図14-1**）。計算からなるべく小数点を除くため，最初の人数は
1万人と大きめに設定します（10万人でも100万人でも構いません）。事前
リスクが0.12％だから，この1万人のなかで検査とは関係なくすでに乳が
んである人が12人，そうでない人が9,988人と計算できます。12人のなか
から，感度の84％を用いると検査で陽性となっている人数がわかります（12
人×0.84≒10）。同様に，特異度を用いて乳がんではない人のなかで検査で
陰性となる人数を計算します（9,988×0.92≒9,189）。つまり，乳がんではな
いのに検査で偽陽性となる人は9,988×0.08＝799人です。

　私が知りたいのは検査で陽性となっている人が乳がんである確率であり，
陽性的中率は陽性となる人（10＋799）のうち10人ですから，［10/(10＋
799)×100］％となるわけです。結果は1.24％。1,000人中1人だった事前
リスクが，検査陽性によって100人中1人になりました。不安はぬぐいき

Lesson 14 感度・特異度

マンモグラフィの感度 84％，特異度 92％，検査前の病気のリスク
（事前リスク）が 0.12％だとすると，

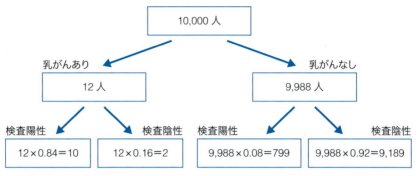

図 14-1　陽性的中率の手計算の方法

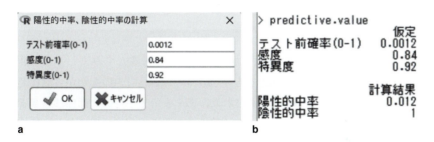

図 14-2　EZR を用いた陽性的中率の計算方法

れませんでしたが，ひとまず胸をなで下ろしたのでした。

「手計算はどうも」という人は，EZR に事前リスク（テスト前確率）0.12％
→ 0.0012，感度 0.84，特異度 0.92 を入力すれば簡単に計算できます
（図 14-2）。EZR のダウンロードについては Lesson 9 を参照ください。

これらの数字はつまるところ確率に過ぎないので，実際に疾患があるかど
うかについてはさらなる検査が必要ですが，一時的とはいえ患者さんの心理
に及ぼす影響には計り知れないものがあります。医療統計を仕事に選んでよ
かったと，心から思いました。幸い 2 回目のマンモグラフィでは無事陰性
でした。ちなみに陰性的中率は 99.98％，検査結果が陰性であるにもかかわ

らず，実際にはがんである確率は 1 万人に 2 人となります。

　同じ検査(マンモグラフィ)で陽性であっても，本当に病気である確率は検査前の事前リスクに大きく左右されます。私が検査を受けたのは年に 1 度の検診であり，自覚症状があったわけではありません。ですから，事前リスクは 1/1,000 と比較的小さくすみました。

陽性的中率は検査の理由によってここまで変わる？

　では，しこり，痛みなどの自覚症状がある場合はどうでしょうか。身体所見，自覚症状などから医師が経験的に割り出した事前リスクが 50％だとします。これを先ほどのベイズの公式に当てはめると，事後リスクは 91％まで上がります。**同じ検査で陽性が出たとしても，診療のどの段階で検査を行ったかによって，その数字のもつ意味合いがかなり変わってくるのです。**

感度・特異度の隠れた個人差

　ここでさらに，感度・特異度の個人差について考慮してみましょう。通常，感度・特異度は実際に疾患をもつ(またはもたない)人のなかから無作為にデータを集めてきたときに計算された，あくまでも平均的な指標に過ぎません。ですから，診断検査ツールの正確性が疾患の重症度や患者さんの特性によって左右されることは考慮されていないのです。

　年齢が 40 歳台，50 歳台と比較的若く乳腺密度が高い人ほど，マンモグラフィの感度は下がるという報告もあります[2]。この論文で得られた 40 歳台および 50 歳台の女性に対する感度 30％を用いて計算し直すと，先ほどの事後リスクは 0.04％まで下がりました。つまり，1 度目の検査で引っかかっても，実際に乳がんである確率は 1 万人のうち 4 人です。これでは検査を受けなくても 1,000 人中 1 人だった，事前リスクよりも低くなります。つまり個人差の影響はここまで大きいということなのです。1984 年に Hlatky らによって発表された論文[3]では，心動脈疾患の診断に用いられる運動時の心電図(ECG)検査の感度が，年齢，性別，病変枝数により明らかに違うことを示しています(表 14-1)。

Lesson 14 感度・特異度

表14-1 心動脈疾患診断に用いられる運動時の ECG 検査感度

年齢（歳）	感度
＜40	0.56
40〜49	0.65
50〜59	0.74
≧60	0.84
性別	**感度**
男性	0.72
女性	0.57
病変枝数	**感度**
1	0.48
2	0.68
3	0.85

（Hlatky MA, et al：Factors affecting sensitivity and specificity of exercise electrocardiography. Multivariable analysis. Am J Med 77：64-71, 1984 より）

診断検査ツールを検証する際のチェックポイント

感度・特異度のほかにも，診断研究においてデータ解析を行う際に注意すべき点がいくつかあります。

感度・特異度にバイアスは生じていないか

診断研究で必要な真の疾患の有無は，どのように確認されるのでしょうか。検査を受診した全員の疾患の有無は把握できているでしょうか。

肺血栓塞栓症の診断における D ダイマーの有効性を調べる研究を例に取ると，本当に肺血栓塞栓症であるかどうかを調べる肺動脈造影の実施は，リスクの低い患者さんや D ダイマーが陰性の患者さんには奨励されていません。そのため，研究対象者は肺動脈造影の行われた患者さん，つまりハイリスクの患者さんに偏ることになり，その結果，感度・特異度にはバイアスが生じてしまいます[4]。

163

先ほどの BCSC では全米のがん登録データを参照し，研究参加者全員の乳がんの有無が確認されたようです。もし，これが仮に検診のみのデータに依存し，真に乳がんかどうかを翌年の検診結果で判断していたとします。すると，リスクの低い患者さんは翌年検査を受診しないことも考えられ，家族歴があるなどハイリスクの患者さんにデータが偏るので，結果にバイアスが生じてしまうことになります。このようなバイアスを**検証バイアス (verification bias)** と呼び，診断研究では最も深刻なバイアスとして知られています。

　対処法としては，多重補完法などを用いて欠損値を推測する方法が有効です[4]。多重補完法ではどのような患者さんが確定診断につながる検査を受けないのかといった，欠損にかかわるファクターのすべての情報を考慮に入れて，欠損値を推測した完全なデータセットをいくつか作成します。そしてそれぞれのデータごとに解析を行い，得られた複数の解析結果を平均化する統計的に高度な手法です。

診断検査ツールの検証は，多変量回帰分析を用いて行う

　有効な診断検査ツールとは，検査後の事後リスクが検査前の事前リスクと比較し，疾患のある患者さんではより高く，ない患者さんではより低くなるというように，有意義に変わる検査です。検査値だけを考慮した単変量解析は，患者さんの情報を全く無視して事前リスクを見積もっているのに等しく，身体所見や病歴，自覚症状などを考慮した事前リスクは無視されているので，患者さんを注意深く観察し，最善の診断をしようという現場での努力が反映されていません。

　例えば，それぞれの患者さんがある疾患をもっているかどうか，その確率を患者さんの主治医に検査前に見積もってもらったとします。そのうえで，主治医の予測した確率と検査値とで予測力を比較すると，医師の予測のほうがより正確であることも大いにあり得ます。1993 年に Annals of Internal Medicine から発表された Pryor らによる論文[5]では，心動脈疾患の疑いのある 1,030 人の外来患者さんで，医師による初期診察時の身体所見や病歴，自覚症状，胸部 X 線，ECG などをもとにした心動脈疾患についての医師の診断とトレッドミル検査の結果のみに依存した診断とでは，医師による初期診

Lesson 14 感度・特異度

察における診断のほうが心動脈疾患の診断予測がよいという結果が報告されています。この論文は，医師の主観的な診察よりも近年のハイテクを駆使した客観的な検査結果を重要視する現在の医療現場に一石を投じ，ヘルスケアのクオリティを維持しつつコストを削減するために余計な検査を削減する一方，医師による問診に力を入れていくことの重要性を説いています。

トレッドミル検査の有効性は，トレッドミル検査が行われる前に医師が知り得る診断に関する情報すべて(臨床データ)を多変量ロジスティック回帰モデルに入れて計算した事前確率と，その回帰モデルにさらにトレッドミルの検査結果を入れたロジスティック回帰モデルで計算した事後確率を比べ，得られた確率(事後リスク)が，臨床データのみから得られた予測(事前リスク)より有意義に改善したかで調べます。**ですから，新しいマーカーなど診断検査の有効性は「必ず」多変量回帰分析を用いて行います。**

検査値はカットしない

前立腺がんのスクリーニング検査である前立腺特異抗原(PSA)値のように，ほとんどの検査値は連続的な数値で表されますが，その結果はPSAの場合では「4.0 ng/mL より小さな値は陰性，大きな値は陽性」というように，カットオフ値によって2値化されています。**このような2値のデータで解析を行うと，情報の損失により解析パワーが落ちてしまいます。**そのため解析では，検査値は連続変数を用い，連続的に変わる検査値が事後リスクにどのように影響するかを多変量ロジスティック解析などを用いて調べます。

感度・特異度の研究は通常の「新薬と既存薬は違うか」といった統計的検定をするのではなく，感度は50%なのか60%なのかといった，イベントの起こる確率に基づく予測を行います(図14-3)。このため，症例数は有意差を出すために計算されるのではなく，予測の正確性を出すために計算するので，症例数の計算は95%の信頼区間を用いて行われます。例えば先行研究で見積もられた感度が80%だとします。症例数が小さいと感度は80%でも，信頼区間がぐっと広くなります。N＝16人の場合，感度80%に対する信頼区間は $0.8 \pm 2 \times \sqrt{0.8 \times 0.2/16}$ (60%，100%)，N＝100人の場合は $0.8 \pm 2 \times \sqrt{0.8 \times 0.2/100}$ (72%，88%)と推計の精度がぐっとよくなります。ここで症例数を割り出すためには，信頼区間の下限値が最低でも70%となるためにはどれくらい

165

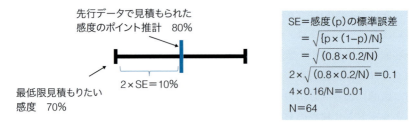

図14-3　感度の症例数の計算法
P：先行データから見積もられた感度。N：計画中の研究で感度が低めに見積もっても70%と推定できるために必要な症例数。

の数が必要かを見積もるので，この場合95%の信頼区間の半分の幅が10%となるためにN＝64人必要だということになります。感度は実際に疾患がある人のみを計算に入れるので，事前リスク（罹患率または蔓延率）が仮に1%とすると，64人の罹患者を得るためには6,400人に研究に参加してもらう必要があるわけです。ここで用いられた70%という値には統計的な根拠はありません。研究前に臨床的判断に基づき定めます。

感度・特異度でよく使われる ROC 曲線

　receiver operating characteristic（ROC）曲線は感度・特異度の解析で大変よく使われるグラフです。ROC 曲線は，第2次世界大戦中にドイツ軍がカラスを敵軍の飛行機と間違えて警笛を鳴らしてしまうレーダーの感度を調整するために開発したグラフで，それに由来してこのような名前が付けられました。臨床現場でいうレーダーとは，連続変数である実際の検査値です。カラスで引っかかる偽陽性をなくすため，検査値のどこでカットして陽性とするのが最善かを判断することを目的にこの ROC 曲線を用いるほか，検査マーカーの全体的な精度を数値化する目的でもこの曲線は使われます。

　図14-4は私が携わった研究で，ICU の患者さんで入室時のバイオマーカー NGAL の値を調べることで，急性腎障害（AKI）の予測が可能かをみた研究[6]で用いた ROC 曲線です。それぞれのポイントは，あるカットオフ値で検査の陽性を判断したときの感度を縦軸に，同じカットオフ値で得られる特異度を1から引いたものを横軸にとったものです。例えば図の A のポイントは，

Lesson 14 感度・特異度

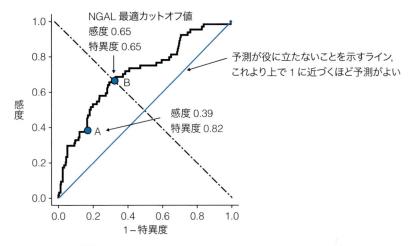

図 14-4 ROC 曲線

(Siew ED, et al : Urine neutrophil gelatinase-associated lipocalin moderately predicts acute kidney injury in critically ill adults. J Am Soc Nephrol 20 : 1823-1832, 2009 より)

NGAL がある値以上のときに陽性であると判断した場合の感度が 0.39 で，特異度が 0.82 であることを示しています．あまりに小さい値で陽性だと判断してしまうと，何でもかんでも陽性となってしまうので感度は高くなりますが，逆に特異度が低くなってしまいます．

よく用いられる方法として，最適なカットオフ値を感度＋特異度が最大になる点で定義することがあります．最適カットオフ値は，図 14-4 で ―・―・― で表される 45 度の直線と，ROC 曲線が重なった値で示されるカットオフ値で，図では点 B です．ただしこの方法は感度・特異度の重要性は同じとして判断しています．一方，がんスクリーニングの一次検査などでは偽陰性を抑えるためより感度の高い検査が好まれますが，次に行われる二次検査では逆に偽陽性を避けるため，より特異度の高い検査を行うことで誤った診断を減らして不必要な治療や心的負担を避けます．カットオフ値をコンピュータに安易に決めさせるのではなく，あくまでも臨床的な判断が重要です．また，感度・特異度には個人差があると前に述べましたが，このカットオフ値も患者さんの年齢など個人差を考慮して定義するほうがよいと思います．

ROC 曲線の下のエリアの面積を **area under the curve（AUC または C イ**

167

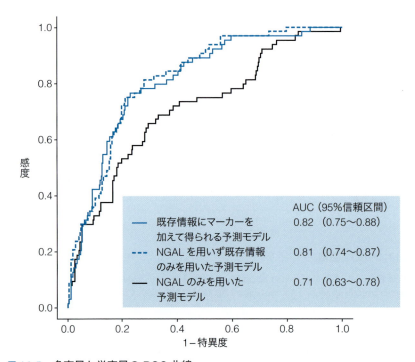

図 14-5　多変量と単変量の ROC 曲線

24 時間以内の AKI を ROC 曲線（AUC）を用いて予測した（既存情報にマーカーを加えた場合，NGAL を用いず既存情報のみを用いた場合，NGAL のみを用いた場合）。既存情報として年齢，修正 APACHE II スコア，直近の血清クレアチニン値，敗血症の有無，一般病棟の種類（内科 vs 外科）を算入した。また AUC 値と 95％信頼区間を図内に表した。
（Siew ED, et al：Urine neutrophil gelatinase-associated lipocalin moderately predicts acute kidney injury in critically ill adults. J Am Soc Nephrol 20：1823-1832, 2009 より）

ンデックス）と呼び，マーカー全体としての性能を表す指標に用いられます。これが 1 に近ければ近いほど予測の性能がよくなり，図 14-5 では NGAL のみを用いた AUC は 0.71 で 95％信頼区間が 0.63〜0.78 となりました。図 14-5 は NGAL のみを用いて AKI を予測した場合（黒色実線：NGAL のみ），NGAL を用いず既存情報だけを用いて予測した場合（青色点線：clinical model）と，既存の情報にマーカーを加えて得られる予測（青色実線：combined model）の 3 つの ROC を比べています。AUC はそれぞれ 0.71（NGAL のみ），0.81（clinical model）と 0.82（combined model）となり，combined model

Lesson 14 感度・特異度

表14-2 ROC 曲線の比較

指標	AUC
クレアチンキナーゼ MB 区間	0.63
トロポニン T	0.69
トロポニン T　0.1 以上	0.64
クレアチンキナーゼ MB 区間＋トロポニン T	0.69
クレアチンキナーゼ MB 区間＋トロポニン T＋心電図	0.73
年齢＋性別	0.80
すべてを含む	0.83

(Ohman EM, et al : Cardiac troponin T levels for risk stratification in acute myocardial ischemia. GUSTO IIA Investigators. N Engl J Med 335 : 1333-1341, 1996 より)

では 0.82 と AUC は比較的高く出ていましたが，既存情報のみを用いた予測に対して 0.01 の改善しかなかった，ということがわかります。

　少し古いデータですが，Ohman らが 1996 年に発表した論文では，急性心筋梗塞から 30 日以内に死亡するかどうかの予測に用いられたマーカーの ROC 曲線の面積（AUC）を比較すると，クレアチンキナーゼ MB，トロポニン T と心電図のみを用いた予測の 0.73 に対して年齢と性別のみで予測された AUC は 0.80。何とも冗談のような結果が出ています（表14-2）[7]。

あまり使えない ROC 曲線に代わる統計量

　ここで，ROC のエリア面積から得られる情報を考えてみましょう。エリア面積は 1 に近ければ近いほど検査値の性能がよいので，図14-4 の ROC の面積が 0.71 ということは NGAL の性能は 71％であるという理解ができます（注：実際に ROC は％表記はしませんので注意してください）。図14-5 で 3 つの ROC を比べた場合も combined model，clinical model で面積が 0.82 と 0.81 なので，NGAL を加えることによって性能は 1％しか改善しないと理解できますが，それ以上の情報は ROC 曲線からは得ることはできません。そこで，ROC に代わって最近よく用いられるようになったグラフに calibration（較正）プロットがあります。

169

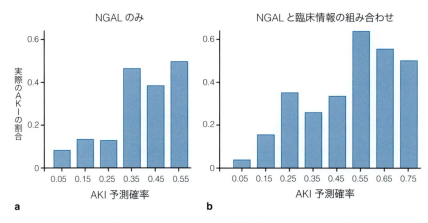

図 14-6 NGAL のみ(a)と combined モデル(b)による calibration プロット

(Siew ED, et al : Urine neutrophil gelatinase-associated lipocalin moderately predicts acute kidney injury in critically ill adults. J Am Soc Nephrol 20 : 1823–1832, 2009 より)

　calibration プロットは，マーカーの値から AKI が発症する確率を計算し（これはロジスティック回帰モデルなどで簡単にできます），患者さんのデータをその予測確率でグループ化し，各グループ間で実際に AKI になった割合をグラフで表します．予測が正確であればあるほど X 軸と Y 軸の値が一致するので，図 14-6 の棒グラフ上に描いた直線が 45 度になってくるのがわかります．このグラフをみると，マーカー値の低い人では実際に AKI になった人の割合が高いのでリスクを大きく見積もり過ぎ，高い値では小さく見積もり過ぎているのがわかります．

　新マーカーが診断や予後の予測に役に立つかどうかは，図 14-5 の NGAL のみの ROC や図 14-6a の NGAL のみの calibration プロットで調べることではありません．ここで繰り返しますが，**既存の予測ツール(例えば，マーカー以外の情報)が有効な診断検査ツールとなるのは，検査後の事後リスクが検査前の事前リスクと比較し，疾患のある患者さんではより高く，ない患者さんではより低くなる，というように有意義に変わる検査です**．ここで，この新マーカーを用いることで予測が臨床的に有意義に変わってくるかどうかをみた reclassification 法を紹介します．

reclassification 法

　reclassification 法は患者群を実際にイベント（ここでは AKI）が起こったか起こらなかったかに分けて，起こった人にはリスクは高く出てほしいので，マーカー以外の情報を用いて割り出された事前リスクがマーカーを加えることで「正しく増えたか」，またはイベントが起こらなかった人に対しては，「正しく減ったか」を調べます。図 14-7 のグラフでは AKI になった人（黒点で記された）が 45 度ラインの上側左三角エリアに多く，AKI にならなかった人（青点で記された）が 45 度のラインの下側右三角エリアに多いので，予測に役立つマーカーと理解できますが，図 14-8 のグラフは黒と青の点が 45 度ラインを挟んで混在しているのであまりよいマーカーとは言えません。この事前リスクと事後リスクを比較した統計量を **net reclassification improvement（NRI）** と呼び，計算は以下のように行われます。

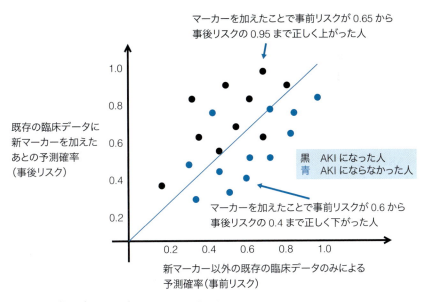

図 14-7　役に立つマーカーの reclassification

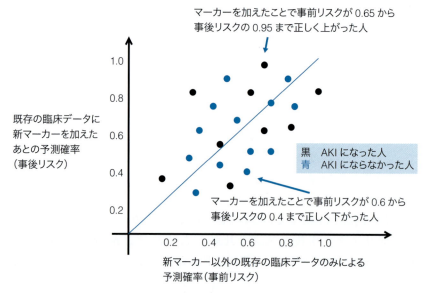

図 14-8 役に立たないマーカーの reclassification

NRI ＝
〔イベントが起こった人で事後リスクが正しく上がった人の割合（A）〕－
〔イベントが起こった人で事後リスクが間違って下がった人の割合（B）〕＋
〔イベントが起こらなかった人で事後リスクが正しく下がった人の割合（C）〕－
〔イベントが起こらなかった人で事後リスクが間違って上がった人の割合（D）〕

　AKI 論文のデータでは（A）が 51.2％，（B）が 48.8％，（C）が 59.2％，（D）が 40.8％だったので NRI は 20.8％と計算され，P 値は 0.06 でした。
　このように，診断や予後の予測研究は近年その解析法がかなり進化した分野だと言えます。それぞれのグラフや統計量の意義をよく理解し，使い分けるようにしましょう。

Lesson 14　感度・特異度

Review

- 検査で陽性であっても，実際に病気である確率は事前リスクに大きく左右される。
- 診断研究では，真の病気の有無を全員に確認することが不可欠である。
- 生検など，検査で陽性が出た人のみ最終的な疾患有無の検査がされている場合は検証バイアスが起こる。
- 有効な検査とは，検査前の事前リスクを有意義に改善する検査である。
- 解析の際には，診断に用いられる情報をすべて用いた多変量解析を用いる。
- 解析における検査結果はカットオフ値を用いず，実際の検査値を用いる。
- ROC だけでなく，calibration プロットや reclassification 法のような統計量やグラフも活用する。

参考文献

1) CANCER RESEARCH UK.
http://www.cancerresearchuk.org/cancer-info/cancerstats/types/breast/incidence/#age
2) Mandelson MT, et al : Breast density as a predictor of mammographic detection: comparison of interval-and screen-detected cancers. J Natl Cancer Inst 92 : 1081-1087, 2000【PMID】10880551
3) Hlatky MA, et al : Factors affecting sensitivity and specificity of exercise electrocardiography. Multivariable analysis. Am J Med 77 : 64-71, 1984【PMID】6741986
4) de Groot JA, et al : Verification problems in diagnostic accuracy studies : consequences and solutions. BMJ 343 : d4770, 2011【PMID】21810869
5) Pryor DB, et al : Value of the history and physical in identifying patients at increased risk for coronary artery disease. Ann Intern Med 118 : 81-90, 1993【PMID】8416322
6) Siew ED, et al : Urine neutrophil gelatinase-associated lipocalin moderately predicts acute kidney injury in critically ill adults. J Am Soc Nephrol 20 : 1823-1832, 2009【PMID】19628673
7) Ohman EM, et al : Cardiac troponin T levels for risk stratification in acute myocardial ischemia. GUSTO IIA Investigators. N Engl J Med 335 : 1333-1341, 1996【PMID】8857016

Lesson 15

回帰分析のメカニズム

　Lesson 4 では単変量統計テストの選び方，Lesson 7 では交絡と回帰分析モデルについて説明しました．本 Lesson では連続変数をアウトカムとする線形回帰を題材にして，回帰分析とそれぞれの単変量解析のつながりについて解説します．

線形回帰とは

　線形回帰とは別名を最小 2 乗直線とも呼ばれます．回帰モデルとは中学 1 年のときに習う，$y = a + bx$ の式を指します．y に当たるものを従属変数，x に当たるものを説明変数といいます．x と y の間に関連があるか，x によって y を予測可能かなど，回帰分析はさまざまな用途に用いられます．例えば，図 15-1a に 8 人の被験者の体重と血漿量のデータを示しています．

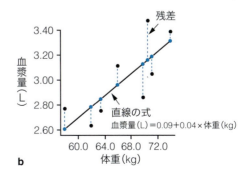

ID	体重(kg)	血漿量(L)
1	58.0	2.75
2	70.0	2.86
3	74.0	3.37
4	63.5	2.76
5	62.0	2.62
6	70.5	3.49
7	71.0	3.05
8	66.0	3.12

a　　　　　　　　　　b

図 15-1　被験者の体重と血漿量(a)と最小 2 乗直線(b)

縦軸(X軸)に血漿量，横軸(Y軸)に体重をプロットした散布図上にまっすぐ引かれた直線が最小2乗直線です(図15-1b)。切片と傾きを変えればさまざまな直線が描けますが，各データから直線までの垂直に下ろした距離(残差)の2乗の総和が最小になるところに，コンピュータが自動的に直線を定義します。直線より下に値が来る場合，残差はマイナスになりますので，そのまま総和を取れば残差の総和はプラスマイナスゼロになってしまうため，2乗をするわけです。残差の2乗の総和が最小になるところに線を引く，これが最小2乗直線です。

　残差の平均値(期待値)は0となるので，この図の最小2乗直線は$\bar{y}=0.09+0.04\times x$と計算できます。切片が0.09，傾きが0.04となります。$\bar{y}$をyの平均値(期待値)と呼び，$\bar{y}$や$\hat{y}$と書きます。これが最小2乗直線によって予測されるyの値となります。期待値とはxが与えられたときにyに期待できる値，xによってyを予測する場合の予測値になります。

　個々の被験者のデータを考えると，i番目の人のデータは，

$y_i=0.09+0.04\times$i番目の人の体重(kg)＋i番目の人の残差

と表せます。例えばこの直線を用いて，体重が70 kgの人の血漿量を予想すると，$0.09+0.04\times70=2.89$と表せます。本書では簡略化のため，$y=0.09+0.04x$と表記しています。傾きとは，xが1増えたときのyの変化量を指します。一方で切片とは，xが0のときのyの期待値を指します。この例では体重が0 kgの人に，期待される血漿量と解釈できます。

　yとxの間に相関があるかどうかの解析は，母集団(解析結果を当てはめたい広い集団)でこの傾きが0かどうかの仮説検定を行い，線形回帰の傾きのP値が0.05未満であれば，統計的有意差をもってyがxに関連していると結論できます。相関の解析には切片は用いず，傾きのみを用います。一方，予測の解析では切片と傾きの両方を用います。例えば，体重が50 kgの人の血漿量を予測するには，この式にx＝50を投入し，体重50 kgの人の予測できる血漿量は$0.09+0.04\times50=2.09$となるわけです。

　スチューデントのt検定，ピアソンの相関検定，分散分析のアウトカムは連続変数なので，線形回帰を使って解析を行うことができます。

スチューデントのt検定は，説明変数が2値のカテゴリー変数の線形回帰と同じ

図 15-2 のように，説明変数(x)が2値変数の場合，例えば血圧降下薬を用いた群(介入群)と用いない群(コントロール群)とで研究終了時の血圧を群間比較するとします。アウトカム(y)を研究終了時の血圧の値として，$x=1$ を血圧降下薬を用いた群，$x=0$ を用いない群で表し，線形回帰を行います。この場合，$y=a+bx$ のbの傾きの値は，比較群それぞれで計算した平均血圧の群間差となり，bに対するP値が0.05未満の場合，平均血圧は群間で異なることが示唆されます。$y=a+bx$ の切片の値aはコントロール群の平均血圧を表します。

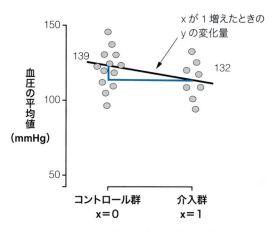

図 15-2　スチューデントのt検定と線形回帰の関係

スチューデントのt検定とは説明変数が2値変数の場合の線形回帰と同じ。

ピアソンの相関検定は，説明変数が連続変数の線形回帰と同じ

説明変数(x)が連続変数の場合，線形回帰の傾き(b)のP値は，ピアソンの相関係数の解析のP値と一致します。しかし，線形回帰の傾き(b)はピアソンの相関係数(r)の値とは異なります。

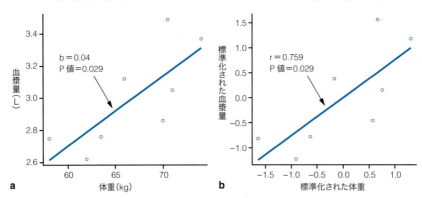

図 15-3 線形回帰の傾き(a)とピアソンの相関係数(b)のP値
線形回帰の傾き(b)はxが1増えたときのyの変化量。ピアソンの相関係数(r)はxが1SD増えたときにyがrSD増えるということである。

　線形回帰の傾きは，xが1増えたときのyの変化量となりますが，この値を相関の強さに用いることはできません。先の例では体重が1 kg増えれば，期待され得る血漿量が0.04 L増加すると読み取れました（図 15-3a）。ここで体重の単位がkgでなく，gだったとします。そうなると，xが1増えたときのyの変化量は0.00004となります。つまり，線形回帰の傾きの値はxの単位に依存して変わります。
　次に，年齢と血漿量の関連を調べる例を見てみましょう。説明変数(x)を年齢として解析した場合を考えます。このとき，年齢の傾きが0.001だったとします。年齢と体重のどちらがより強く血漿量と相関しているでしょうか。体重の傾きは0.04で体重の傾きのほうが大きいので，「体重のほうが血漿量により強く相関している」としてしまうのは，大きな間違いです。被験者の年齢の幅が18〜85歳，体重は50〜80 kgだったとします。この場合，説明変数(x)の取り得る値の範囲が異なり，xが1増えたときの重みが年齢と体重では異なるため，傾きの値(b)を比較しても相関の強さの比較にはならないのです。
　よって，相関の強さを変数間で比べる場合は回帰係数でなく，相関係数を用いることが推奨されます。ピアソンの相関係数では，xの重みをそろえるために，**xとyをそれぞれの標準偏差で割ったうえで線形回帰を行うことで**，

Lesson 15　回帰分析のメカニズム

相関の強さを異なる説明変数間で比較することが可能となるのです。この
データでは，体重と血漿量で計算したピアソンの相関係数は 0.759 となりま
した（図 15-3b）。体重が体重の標準偏差の 1 個分増えると，血漿量は血漿量
の標準偏差の 0.759 個分増えると理解します。

　線形回帰では傾き（b）の値は，マイナス∞からプラス∞までさまざまな値を
取ることができます。しかしピアソンの相関係数（r）は−1 から＋1 までの値
を取り，r＝0 が相関なしとなります。相関の有無を調べる仮説検定は，線
形回帰の傾き（b）＝0 のとき，ピアソンの相関係数（r）＝0 となります。ピア
ソンの相関係数が（最大が 1 であるとき）0.759 ということは，相関が強いと
いうように相対的に相関の強さを知ることができるのです。

　線形回帰でもピアソンの相関係数でも，P 値の値は同じになります。なぜ
かというと，線形回帰は傾きが 0 かどうかを検定し，ピアソンの相関係数
は相関係数が 0 かどうかを検定するからです。線形回帰の回帰係数が 0 の
とき，ピアソンの相関係数も 0 となるので，P 値は同じ値になるのです。ピ
アソンの相関係数を 2 乗したもの（R^2）を決定係数といいます。決定係数と
は，従属変数（y）のデータのうち，どのくらいが説明変数（x）によって説明
できるかという指標です。ピアソンの相関係数が＋1，−1 のときは，y の
データの 100％が x によって説明できると解釈します。

分散分析は，説明変数が 3 値以上のカテゴリー変数の場合の線形回帰と同じ

　説明変数（x）が 3 値以上のカテゴリー変数の場合，線形回帰の結果は分散
分析と一致します。例えば，血圧降下薬の 3 つの用量を考えます。低用量
で治療されている人は低用量群（x＝1），中用量で治療されている人は中用
量群（x＝2），高用量で治療されている人は高用量群（x＝3）と定義します。
**説明変数（x）が 3 値以上のカテゴリーの場合，x を数値として解析に使用す
るか，カテゴリー変数として解析に使用するかで，結果の出方が大きく異な
るので注意が必要です。**

　何も考えずに解析を行ってしまうと，コンピュータは大抵の場合，x＝1，
2，3 の説明変数を数値として解析上扱うことになります。このときは図 15-4a
のような結果が出てしまいます。この場合の傾きは−11.5，その解釈は x が

179

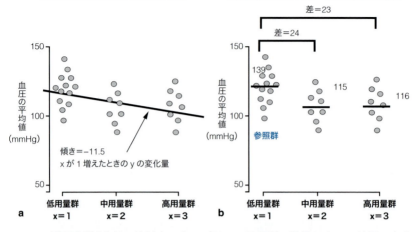

図 15-4 説明変数(x)が3値以上のカテゴリーでは解析の数値によって結果の出方が異なる

　低用量群から中用量群に変化しても，中用量群から高用量群に変化しても，血圧は 11.5 下がるとなります．一方，x をカテゴリー変数として扱うと，コンピュータはダミー変数というものを自動的に複数個作ります．作成されるダミー変数の個数は，カテゴリーの総数から 1 引いた数となります．この例では 3 つのカテゴリーがあるので，2 個のダミー変数が作成されます．中用量群で 1 つ(x2)，高用量群で 1 つ(x3) という具合です．低用量群のダミー変数は作成されません．なぜかというと，中用量群のダミー変数は中用量群の平均血圧を低用量群の平均血圧と比べた群間差，高用量群のダミー変数は高用量群の平均血圧を低用量群の平均血圧と比べた群間差となり，**低用量群は参照群としてほかの群との比較に用いられるので，ダミー変数は作成されないのです．**

　不公平だからと，仮に低用量群のダミー変数(D_1)を作成して 3 つのダミー変数をモデルに入れたとしても，コンピュータは強制的に 1 つのダミー変数を削除します．これは，説明変数の 1 つがほかの変数または，複数の変数の組み合わせと完全に一致する場合に起こります．$D_2=0$ と $D_3=0$ の場合が低用量群，$D_2=1$ と $D_3=0$ の場合が中用量群，$D_2=0$ と $D_3=1$ の場合が高用量群と表せるので，D_1 のダミー変数を用いなくても，D_2 と D_3 の組

Lesson 15 回帰分析のメカニズム

表15-1 カテゴリー変数はダミー変数に変換される

	低用量群のダミー変数 (x1)	中用量群のダミー変数 (x2)	高用量群のダミー変数 (x3)
低用量群	1	0	0
中用量群	0	1	0
高用量群	0	0	1

(注)3つのダミー変数のうち2つだけが解析に用いられる。

み合わせで3群を表現できることから，D_1 のデータはコンピュータが余剰と判断し，解析から省きます(表15-1)。

　3つのカテゴリーのうち，どのカテゴリーが参照群になるかは用いる統計ソフトによっても異なります。解析から除かれたカテゴリーが，参照群になるわけです。

回帰分析では，説明変数を複数考慮できる(多変量解析)

　回帰モデルを用いる大きな理由の1つに，説明変数を複数入れられることが挙げられます。説明変数が2つ以上の回帰分析を，重回帰分析や多変量回帰分析と呼んでいます。$y = a + b_1x_1 + b_2x_2 + b_3x_3 + b_4x_4 + \cdots$ のように，説明変数は複数考慮することが可能です。**多変量回帰分析を用いる大きな利点の1つは，比較群間の背景のずれから起こる交絡を調整できることです(交絡については Lesson 7 と 8 で詳しく説明しています)。**交絡とは見せかけの相関を意味しています。図15-5 では，動脈硬化と飲酒量の関連をみるために，動脈硬化スコアをアウトカム，飲酒量を説明変数として線形回帰を行っています。

　動脈硬化の大きなリスク因子とされる年齢を無視して線形回帰を行うと，図15-5a のように飲酒量の傾きは−8で，飲酒量が増えるほど動脈硬化スコアが低くなることを示しています。これはおかしいですね。図15-5b では，年齢によって被験者を高齢者(黒)と若年者(青)に分けて，別々に線形回帰を行っています。高齢者だけで動脈硬化スコアと飲酒量の関連をみた場合も，若年者のみで関連をみた場合も，どちらも傾きは+10で，飲酒量が増えるほど動脈硬化スコアが高くなることを示しています。年齢を無視した解析

181

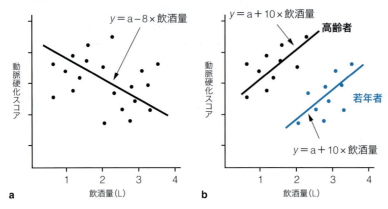

図 15-5 交絡因子(年齢)の想定の有無によって異なる線形回帰の結果

と，年齢ごとに層別で解析した結果が全く逆になっているのは，驚きですね。

若年者と高齢者でデータを別々に解析する層別解析を用いることで，年齢が動脈硬化スコアと飲酒量の関連性において交絡になることを防げたわけですが，**層別解析ではデータを別々に解析することによって，それぞれの解析における症例数が減ってしまうという不具合が起こってきます**。症例数が小さくなればなるほど統計的有意差が出にくくなってしまうので，層別解析はできれば避けたいところです。そこで，交絡の調整の方法としては，**層別解析よりも回帰分析による調整法がお勧めです**。回帰分析による調整とは，$y = a + b_1 \times 年齢群 + b_2 \times 飲酒量$という具合に，年齢の情報も飲酒量とともに説明変数として回帰分析に加えることを指します。

年齢群(1＝高齢者，0＝若年者)という変数を線形回帰に説明変数として加えると，年齢群の変数の回帰係数は30と計算され，式は$y = a + 30 \times 年齢群 + 10 \times 飲酒量$と表せます。高齢者の場合は，年齢群の変数に1を代入すると$y = a + 30 + 10 \times 飲酒量$，切片が$a + 30$で傾きが10の回帰直線となり，同様に若年者の場合は，年齢群の変数に0を代入すると，$y = a + 10 \times 飲酒量$，切片がaで傾きが10の回帰直線となります(図15-6)。

年齢におけるアウトカムへの影響を考慮したうえで，飲酒量とアウトカムの関連性を見ているので，年齢が交絡になるのを防ぐことができます。このときの飲酒量の回帰係数は「年齢で調整済みの飲酒量の回帰係数」と呼びます。

Lesson 15 回帰分析のメカニズム

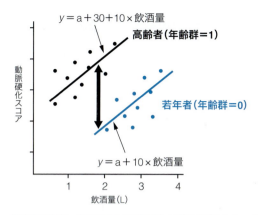

図 15-6 多変量解析に交絡因子（年齢群）を説明変数として調整する

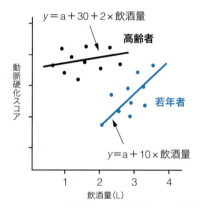

$y = a + 30 \times 年齢群 + 10 \times 飲酒量 - 8 \times 年齢群 \times 飲酒量$

図 15-7 多変量解析に年齢群と飲酒量の交互作用項を追加

　では，「**年齢で調整済み**」とはどういうことでしょうか。高齢者で見ても若年者で見ても，年齢とは無関係（独立）に解釈し，飲酒量の効果を示す傾きは10 であると結論付けます。年齢で別々に（層別）に計算した，高齢者と若年者で別々に計算した回帰係数を**症例数で重み付けた平均的なもの**として計算されます。この場合は高齢者と若年者で別々に見た場合も回帰係数は 10 だったので，調整後の回帰係数と同じになりました。しかし，高齢者と若年者で本当に飲酒量の効果は変わらないのでしょうか。図 15-7 を見てみましょう。

183

飲酒量の効果が年齢群で異なるか効果修飾を検証する

　高齢者のみで線形回帰を行うと，回帰式は y＝a＋30＋2×飲酒量，若年者のみで行うと回帰式は y＝a＋10×飲酒量となったとします。これは，飲酒量の効果は高齢者よりも若年者のほうが強いことを示しています。この場合，年齢群の変数をただ線形回帰に入れるだけでは，調整後の飲酒量の効果が年齢で別々に見た効果の症例数で重みを付けた平均値として計算されるので，仮に症例数が同じ場合は，2 と 10 の平均で 6 と計算されてしまいます。この場合の解釈は，高齢者か若年者かによらず「飲酒量の回帰係数は 6 である」となってしまうので，なんだか変ですね。

　飲酒量の影響は患者さんの年齢によって違うことを示したい場合は，この解析では不十分です。研究対象となる要因(この場合は飲酒量)の効果が，患者背景(この場合は年齢)で異なることを，効果修飾(effect modification)と呼んでいます(Lesson 13，p150)。高齢者は飲酒量と関係なく，もともと動脈硬化になりやすいので飲酒量の影響は小さいけれど，若年者は飲酒量との影響は大きそうだと考え，高齢者のみで見た飲酒量の回帰係数(この場合は 2)と，若年者のみでみた飲酒量の回帰係数(この場合は 10)の違いを明らかにしたい場合は，効果修飾の有無を解析で調べることが重要です。

　効果修飾の解析は，回帰式に飲酒量と年齢群の 2 つの変数を掛け算したものを追加する必要があります。これを「インターアクションの解析」と呼び，掛け算の項を交互作用項と呼んでいます。

　このデータで交互作用の解析を行うと，線形回帰の式は y＝a＋30×年齢群＋10×飲酒量−8×年齢群×飲酒量となりました。若年者の回帰直線は，この式に年齢群＝0(若年者)を代入すると，y＝a＋30×0＋10×飲酒量−8×0×飲酒量なのでy＝a＋10×飲酒量となり，年齢群＝1(高齢者)を代入するとy＝a＋30×1＋10×飲酒量−8×1×飲酒量となるため，y＝a＋30＋2×飲酒量となりました。高齢者と若年者のデータを別々に解析する層別解析では，効果修飾があるかどうかの検定はできませんが，線形回帰を用いると交互作用項の P 値が計算できるので，効果修飾が起こっているかどうかの検定が可能になります。

**　年齢群の変数を足し算で線形回帰に入れると，飲酒の効果を見るときに年齢における交絡(バイアス)を防ぐための交絡の調整となりますが，年齢群と**

184

Lesson 15　回帰分析のメカニズム

飲酒量の掛け算の項をモデルに加えると，飲酒量の効果が年齢群で異なるかを調べる効果修飾の解析となるわけです。

Review

- 回帰分析は，y＝a＋bx の式で表し，y がアウトカム，x が予測因子，a が切片，b が回帰係数である。
- 回帰係数(b)は，x が 1 単位変化したときの y の変化量を示す。
- 回帰分析は，予測と相関の検定に使用できる。
- 相関の検定では，回帰係数が 0 かどうかを検定する。
- 予測の解析では，得られた回帰式に被験者のデータ(x)を代入することで，予測されるアウトカムの値を計算できる。
- ピアソンの相関検定は，説明変数が連続変数の場合の線形回帰と同じで，決定係数の平方根を取るとピアソンの相関係数の絶対値と一致する。
- スチューデントの t 検定は，説明変数が二値変数の線形回帰と同じである。
- 分散分析は，説明変数が 3 値以上のカテゴリ変数の場合の線形回帰と同じで，説明変数にはダミー変数を使用する。
- 説明変数が複数ある回帰分析を多変量回帰分析と呼ぶ。
- 多変量回帰分析では，説明変数に交絡因子を足し算で入れることで，交絡の調整が可能である。
- 多変量回帰分析で説明変数に 2 変数の掛け算項を入れることで，インターアクションの解析ができる。

185

Lesson

16

欠損値の問題

　臨床研究を行う場合に避けて通れないのが，欠損値の問題です。製薬企業が行う治験のような大掛かりな研究では，データの欠損が起こらないように多大な人手と時間をかけてデータを収集します。そのような研究でも，研究参加者が途中で辞退するなど，避けられない理由でデータの欠損は起こります。実臨床のデータを用いた観察研究ではなおさらです。**データの欠損は完全に防げるものではなく，起こった場合にどう対処するのかを考えておく必要があるのです**。本 Lesson ではデータの欠損について対処すべきか否か，対処するとしたらどうすべきかについて説明します。

データの欠損は情報エラーを引き起こす

　データの欠損によって，情報エラーが起こります。研究参加を辞退してしまった患者さんに実際に起こっていたであろうイベント情報を得られず，データベース上イベントは起こらなかったとして解析されてしまう。これが情報エラーです。情報エラーは実は臨床研究の至るところに存在します。欠損値でなくとも，検査値などの測定誤差なども情報エラーにつながります。

情報エラーは起こってもバイアスにならなければ OK

　臨床研究では欠損も測定ミスも許されないのでしょうか？　答えはノーです。**情報エラーが起こっても，それが結果にバイアスをもたらさなければいいのです**。バイアスとは偏りという意味です。どのようなときに偏り（バイアス）が起こるのか？　それは，アウトカムに関連のある情報エラーが，比

187

較群間で偏っているときに起こります。例えば，肺がん患者さんを対象に新しい抗がん剤の効果を調べる臨床試験を考えます。既存薬群に割り付けられた被験者ほど，途中で研究から辞退している場合，本当は新薬と既存薬群とで死亡率に差が全くなかったとしても，データ上では既存薬群が死亡率は低く計算されてしまいます。これが結果のバイアスにつながります。比較群で情報エラーが同じように起こることを non-informative なエラーと呼び，偏って起こる場合を informative なエラーと呼びます。

情報エラーは比較群間で偏らなければバイアスにはならない

　non-informative な情報エラーはあまり問題視しなくても大丈夫です。カルテ情報などの既存データを用いた研究の多くは，患者さんが病院を変わるとアウトカムを追えなくなるといったことが起こります。病院を変わった直後に死亡イベントが起こった場合，データベース上はこの患者さんは生存していることとなってしまいます。不完全なデータなので，カルテ情報などは研究に使えないと言われる人も多いのですが，この場合重要視すべき点は，**この情報エラーが比較群間で同じように起こるかどうか**です。

　新薬を使いたいがためにこの病院に来ている患者さんが多ければ，既存薬で治療されている患者さんのほうがほかの病院に移りやすいかもしれません。この場合は既存薬のほうがより生存率が高くなり，結果にバイアスが入ります。逆にそうでない場合は，情報エラーがどちらの群にも同じように起こります。情報エラーが比較群間で同じ確率で起こる場合，情報エラーが多ければ多いほど結果は関連のない方向に引っ張られます(ハザード比やオッズ比は真実より1に近く推定されます)。結果はより保守的な方向に引っ張られると考えられます。そのような保守的な解析でもすでに有意差が出ているようであれば，それほど問題視しなくてよいことになります。**比較群を置くことで，情報エラーがうまくプラスマイナスゼロにもっていけるかどうかが，疫学的な物事の捉え方として重要なのです。**

Lesson 16 欠損値の問題

多変量解析による欠損値の問題

比較群の背景がそろわないことで起こる交絡の調整など，本書では多変量解析の重要性について解説してきましたが，多変量解析には多くの人が知らない落とし穴があります。それが欠損値の問題です。観察研究のような無作為化が行えない研究で解析の科学性を高めるためには，できるだけ多くの背景因子を解析で調整することが重要です（Lesson 7）。一方，多くの背景因子をモデルに入れれば入れるほど，解析で用いることのできる症例数が小さくなってしまいます。ほとんどすべての解析ソフトでは，解析に用いる変数の**1つでも欠損している場合は，そのすべての行の情報が解析から省かれる**といった問題が起こります。これを「コンプリートケース解析」または「ケースワイズデリーション」と呼んでいます。

表16-1 は，ICU の研究でよく使われる APACHE II という重症度スコアが開発された SUPPORT という研究のデータから，10 人のデータの一部を示したものです。

多変量解析にこれらすべての変数を入れた場合，解析で用いることができるデータは青文字で示された 4 人のデータのみとなります。実際の解析で

表16-1 ICU 領域における SUPPORT 研究のデータ（一部）

ID	入院日数	呼吸数	体温	アルブミン値	SOD 値	グルコース値	BUN 値	尿比重
1	40	16	40		136			
2	44	12	39	4	144			
3	26	10	39		141			
4	**25**	**26**	**36**	**3**	**144**	**433**	**40**	**1,240**
5	18	28	39		133	213	65	5,880
6	11	36	36	3	135		16	1,870
7	**7**	**22**	**37**	**2**	**133**	**95**	**11**	**2,050**
8	**6**	**10**	**38**	**2**	**136**	**106**	**19**	**3,520**
9	**10**	**36**	**39**	**2**	**134**	**157**	**25**	**1,450**
10	9	8	38		133		25	4,468

189

表 16-2　入院日数と ICU 入室時のリスク因子の関係

		N = 894 → N = 174				N = 894	
	欠損値を補完しないで解析			欠損値を補完して解析			
	回帰係数	P 値			回帰係数	P 値	
年齢	0.0016	0.7018		年齢	0.0002	0.9189	
平均血圧	0.0042	0.0574		平均血圧	0.0044	＜0.0001	
心拍数	0.0012	0.4799		心拍数	0.0027	0.0023	
PAFI 値	−0.0005	0.3867		PAFI 値	− 0.0002	0.3959	
総ビリルビン値	−0.0074	0.6547		総ビリルビン値	− 0.0027	0.6665	
クレアチニン値	0.0134	0.7980		クレアチニン値	− 0.0033	0.9058	
白血球数	0.0098	0.1467		白血球数	0.0089	0.0032	
呼吸数	−0.0093	0.1274		呼吸数	− 0.0009	0.7592	
体温	0.0892	0.0644		体温	0.1326	＜0.0001	
アルブミン値	−0.1616	0.0838		アルブミン値	−0.1939	＜0.0001	
SOD 値	0.0018	0.8533		SOD 値	0.0003	0.9437	
グルコース値	0.0005	0.5105		グルコース値	0.0004	0.2651	
BUN 値	0.0017	0.5930		BUN 値	0.0030	0.1624	

欠損値の補完の有無で結果は変わる。青文字の回帰係数は 50％以上変わったもの，P 値は補完後有意差が出たもの。

　行われたように 894 人全員のデータを用いて，入院日数をアウトカムとして，14 の背景因子を説明変数として多変量解析に入れると，解析で使用できるデータは 174 人に減ってしまいます。最近では統計手法によって欠損データを作り出す，欠損値補完という方法が用いられています。表 16-2 はSUPPORT 研究のデータを用いたもので，ICU に入室した患者さんで ICU入室 3 日目の平均血圧，心拍数，白血球数，体温，アルブミン値などのパラメータを用いて ICU 入室 30 日後の死亡リスクを予測するため，入院日数に関与する因子を多変量解析で調べた解析結果について，欠損値を統計的に補完した解析と欠損値を無視した通常の解析の結果を示しています。欠損値を補完したほうが，より有意差が出ているのがわかりますね。

　何が起こっているかを，回帰係数と P 値の両方の側面から見てみましょう。

①欠損を無視した解析は症例数が小さくなるので，有意差が出にくくなる（P値が大きくなる）。

②選択バイアスが起こり，回帰係数も変わってくる。

データの欠損から起こる選択バイアス

解析ですべてのデータが使用できない場合，解析で用いられたデータと用いられなかったデータの間に違いがあれば，選択バイアスが起こります。そのときの欠損は informative なものだと考えられます。例えば ICU の場合，より重症な人ほど検査などを頻回に行っているとすれば，解析に入った人はそうでなかった人に比べてより重症な人が多く，偏っていることになります。これでは，この解析から得られた結果は，ICU に入室した全員の患者さんに当てはめることができなくなります。これを「選択バイアス」と呼んでいます。

解析で用いられた人とそうでない人との間で背景の差がなかった場合，non-informative な欠損となり選択バイアスを避けられます。しかし，症例数の不足により P 値がより大きくなり，有意差は出にくくなります。選択バイアスが起こらない場合は回帰係数自体は変わらず，P 値のみが大きくなります。このように，欠損値をいかに考慮して解析を行うかで結果が大きく異なります。

そもそも実臨床データを用いた研究で欠損のないデータを入力するのは無理

私が参加する臨床研究セミナーなどで，欠損値を防ぐため，データ収集の段階で欠損データがないように必ずカルテ情報などからデータを探して入力することなどを推奨する人がいます。しかしこれは，臨床研究をするなと言っているようなものです。製薬企業が行うような治験などではデータの欠損が起こらないため，クリニカルリサーチコーディネータの方々が，欠損のない完璧なデータを入力するように尽力されていると思います。ところが実臨床の下で行われる研究では，そもそもないデータは探してもないことのほうが多いのです。例えば先ほどの例のように，ICU では状態のよい患者さ

んに対して不必要な検査をしない場合，あるいは検査自体が行われていない場合，データはそもそもないのです。ないデータを探し出すことはできません。

　もともと存在しないデータを探し出すのではなく，データの欠損がある場合にいかに対処するのかを常に念頭に置き，事前に決めておくことが大切です。欠損値を無視して解析することにより，間違った結果を導き出すことがないように，The New England Journal of Medicine（NEJM）などのジャーナルでは，欠損値が起こったときにどう対処するかを研究計画時に考えておくことを推奨しています。ここでNEJMで推奨される欠損値への対処法をご紹介します。

①研究デザインにおいて，欠損を減らすための方法を適切に検討しているか？
②著者は研究計画書の中で，欠損によって起こり得る影響（結果）と，それに対処するための戦略を報告したか？
③多くのデータが欠損している場合，感度分析が行われているか？（方法についての明確なガイドラインはない）
④コンプリートケース解析や単一補完の使用には十分な正当性があるか？好ましい解析方法としては，重みづけ推定方程式や多重補完法などがある。

　もちろんデータ収集時には欠損データを少なくするため，細心の注意を払うことが求められますが，欠損が仮に存在していたとしても（そもそも臨床研究では欠損値はつきものなので），それが結果にどのような影響を及ぼすのか，そしてそれに対処する方法があるのかを考えておくように言われているわけです。ここで欠損値補完の基本的な考え方を紹介します。

欠損の3つのパターン

missing completely at random（MCAR，完全にランダムな欠損）

　先ほどの non-informative な欠損がこれに当たります。MCARとは，ある変数が欠損値になるかどうかが，その変数によってもほかのいかなる変数に

Lesson 16　欠損値の問題

よっても予測することができない状況を言います。例えば，血液検査のデータを収集するために血液を採取し，100人分の血液の入った試験管を運んでいて転んでしまい，半分の被験者の試験管が割れてしまった。どの被験者の試験管が割れたかは全く予測できない，といった具合です。

　この場合は，欠損値を無視したコンプリートケース解析でもバイアスは起こりませんが，症例数が減るため統計的有意差は出にくくなります。実際の臨床研究ではこのような完全に無作為な欠損というのはほとんど起こりえません。

missing at random（MAR，データが欠損するかどうかは，収集したデータで予測できる）

　MARとは，ある変数が欠損するかどうかはその変数には関連しないもののその他の変数に関連があり，それらの変数をデータとして収集している場合を示します。例えば，「喫煙に関するアンケートを行ったときに，無回答者は女性で高齢者が多かった。性別と年齢はデータとして収集されている」という場合はMARと言えます。MARであれば，現在よく用いられている多重補完法で欠損値を補完したうえで，データを正しく解析することが可能です。

missing not at random（MNAR，データが欠損するかどうかは，収集したデータのみでは予測できない）

　MNARとは，ある変数が欠損するかどうかがその変数自体や収集していない変数に関連がある場合を指します。例えば，「喫煙に関するアンケートを行ったときに，無回答者は喫煙している人で，女性かつ高齢者で所得の低い人が多かった。性別と年齢はデータとして収集されているが，所得は収集されていない」という場合，MNARと言えます。

　医学のデータのほとんどはMNARです。MNARの場合，多重補完法や現在までに提案されている多くの手法では，バイアスを100%取り除くことはできません。ただ，だからと言ってコンプリートケースのみによる欠損を補完しない解析がよいわけでもありません。ある程度欠損値を予測することが可能な変数が収集できている場合は，MNARでも多重補完法などを用いて欠損値は補完して解析すべきだと考えます。

193

単一補完法 （single imputation）

　昔から欠損値の補完は広く行われてきましたが，その多くの方法は単一補完法です。単一補完法とは，欠損を埋めたデータセットを1つだけ作り，そのデータで解析を行うことを言います。単一補完法にはさまざまな方法がありますが，ここではID＝1～10まで10人の患者さんの血圧のデータについて例に挙げてみます。10人中3人(ID＝5，ID＝6，ID＝8)の血圧が欠損だとします。以下の2つが考えられます。表16-3では，血圧が欠損しているデータにおいて回帰分析によって平均値を補完した値を青字で示しています。

①平均値による補完法——欠損した3人の血圧を，欠損がない7人の血圧の平均値で置き換える。
②回帰分析による補完法——血圧以外の変数，例えば年齢，性別，心疾患既往歴を説明変数，血圧をアウトカムとした多変量回帰分析を用い，ほかの変数を用いて血圧を予測する式を作り，その式をもとに欠損した血圧を予測する。

　平均値による補完法は，ほかのデータを無視して一変数のみの平均で補完するため，あまりよい補完法とは言えません。回帰分析による補完法は，ほかのデータから考えてもっともらしい値で補完することが可能です。例えば，年齢が高い男性で心疾患の既往歴がある人には高めの血圧，若い女性で心疾患の既往歴がない人には低めの血圧で補完するなどです。
　しかし，回帰分析による補完法も平均値による補完法も，補完されたデータセットが1つしかないことが統計的に問題を引き起こします。表16-3では，ID＝5とID＝8の女性はどちらも年齢が63歳女性で心疾患の既往歴ありと，血圧以外のデータがすべて同じです。この2人の血圧は平均値による補完法ではどちらも117となります。回帰分析による補完法では134と全く同じ値で補完されています。実際のデータでは背景が全く同じ人でも，データのランダムなバラつきにより，血圧が全く同じである保証はどこにもありません。このバラつきを考慮できない単一補完法では，結果にバイアスがかかると言われています。

Lesson 16　欠損値の問題

表16-3　平均値と回帰分析にみる補完の例

ID	年齢	性別	心疾患 既往歴	血圧	平均値により 補完された血圧	回帰分析により 補完された血圧
1	20	男性	0	95	95	95
2	44	男性	1	120	120	120
3	26	女性	0	110	110	110
4	58	男性	0	130	130	130
5	63	女性	1		117	134
6	62	男性	1		117	144
7	27	女性	0	98	98	98
8	63	女性	1		117	134
9	51	男性	0	155	155	155
10	47	女性	0	110	110	110

ID＝5とID＝8の女性は，回帰分析により補完された血圧が同じ値で補完されている。

多重補完法（multiple imputation）

　多重補完法とは，データのランダムなバラつきを考慮するために補完されたデータセットを複数作成し，それらを解析に用いることでより正しい結果を導く方法です。多重補完法にはさまざまな方法が提案されていますが，単一補完法との違いをざっくりと説明すると以下のようになります。

　回帰分析によって欠損値を予測し，予測値をそのまま補完に用いるのではなく予測値に近いデータを持つ被験者を複数集めて，そこから無作為に1人を選び，その被験者の値を用いて補完します。複数人のデータから1人のデータを無作為に選ぶことで，データの無作為性を考慮に入れた補完ができるわけです。このようにして作成した複数のデータをもとに，個々のデータを用いた解析を行います（図16-1）。

　具体的な数字からみていきましょう。4つのデータセットのそれぞれに対して，血圧と年齢の関連をみる解析を行った場合，4つの回帰分析を行うことになります。年齢と血圧の相関を表す回帰係数は4つになりますが，最終的にその4つの回帰係数を統合して解析を行います。統合する場合は，4

195

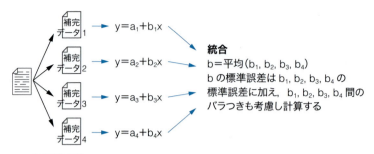

図 16-1　多重補完法

多重補完法の目的は，データの無作為なプロセスを反映した複数のデータセットを生成することである。そして，補完された各データセットに対して解析を行い，最終的にはそれらの無作為性を考慮に入れながら複数の分析結果を統合することで，欠損値の無作為性を考慮に入れた分析を行うことができる。

つの回帰係数のバラつきも考慮に入れて，P値の計算を行います。欠損データが多ければ多いほど，補完されたデータ間の違いが大きくなるため，回帰係数のバラつきも大きくなり，解析の検出力が下がります。このようにして，データのバラつきを考慮に入れられる多重補完法が現在最もよく用いられています。

　欠損のデータ数が5％未満程度であれば，欠損を無視したコンプリートケース解析でもよいと言われていますが，それ以上のデータで欠損が起こっているにもかかわらずデータの欠損を無視した解析を行うと，結果にバイアスがかかったり，症例数が少なくなり差も検出されにくくなったりします。最近では多重補完法なども簡単に行えるようになってきているので，ぜひ参考にしていただければ幸いです。

Review

- データの欠損が比較群間で異なる頻度で発生する場合，結果にバイアスがかかる。
- 多変量回帰分析では，解析に使用する変数の1つでも欠損があると，その被験者のデータ全体が解析から除外され，選択バイアスが生じる可能性がある。
- 欠損データには，①完全に無作為に欠損する場合（missing

completely at random：MCAR)，②無作為に欠損する場合(missing at random：MAR)，③無作為ではない理由で欠損する場合(missing not at random：MNAR)がある。

- 最近では，選択バイアスを防ぐために，多重補完法を用いて欠損データを統計的に補完したうえで解析を行うことが推奨されている。

Lesson
17

繰り返し計測したデータの解析

Lesson 4 と Lesson 7 では，データ間に対応がある場合とない場合とで，用いる検定手法が異なることを説明しました。本書の大部分は対応のないデータの解析について解説していますが，本 Lesson ではデータに対応がある場合，特に同じ人から繰り返し計測したデータを用いた解析手法について説明します。

個体間のデータのバラつきと個体内のデータのバラつき

例えばあるダイエット法に効果があるか調べる場合，全く無関係な 10 人のうち 5 人はダイエットを実行し，残りの 5 人は実行しなかったとします。3 か月後の体重を比べる場合，体重が正規分布に従う際にはスチューデントの t 検定を用います。**スチューデントの t 検定**では，各群の体重の平均の差（シグナル）とデータのバラつきを比べて，群間差がデータのバラつきより大きければ大きいほど，統計的な有意差が出やすくなります。データのバラつきの多くの部分が個人差からきているので，**このとき体重の個人差が大きくなればなるほど比較群間で差が出にくくなります。**

今度は，5 人の被験者全員にダイエットを行ってもらい，ダイエット開始前と開始から 3 か月後の体重に差があるかを見てみましょう。ダイエット開始前と終了時の体重を比較する場合，データは同じ人から繰り返し測定しているので，解析は「対応のある t 検定」を用います。対応のある t 検定は別名，「1 群の平均を既知の値と比べる検定」です。ダイエット開始前の体重から終了時の体重を引いた変化量の平均値が，0 かどうかを調べます（図 17-1）。有意差が出るのは，変化量の平均値のほうが変化量のデータのバ

199

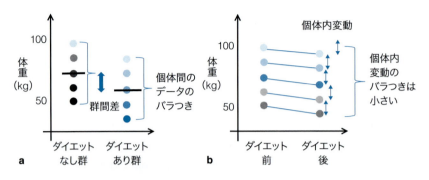

図17-1 スチューデントのt検定(a)と対応のあるt検定(b)の違い

らつきよりも大きいときです。体重には個体間で大きな違いがありましたが，この例では5人全員が減量でき，この場合の変化量にはそれほどバラつきがないことがわかります。

　変化量に注目すると個体内のバラつきが小さくなり，統計的有意差が格段に出やすくなります。

　対応のあるt検定は有意差がつきやすいものの，研究デザインとして前後比較はよくありません。研究参加者全員に新規にダイエットを行った場合，期待感などの心理的な要因やダイエット以外での生活習慣の改善などで，研究に参加しただけでアウトカムがよくなることはよくあります。因果関係を科学的に検証するにはやはり，独立した比較対照群が必要です。無作為化比較試験など介入された5人とは別に介入されない比較対照群を置くことで，科学性の担保された比較対照群を設けると同時に，解析で使用するアウトカムは変化量にするようなデザインがよいと思います（図17-2）。

　それでは次に，3回以上繰り返し計測されたデータの解析について見ていきましょう。図17-3は，8歳の女の子11人を6年間追跡し，口腔内のある部位の長さを2年ごとに計測して，その長さが年齢によって異なるかどう

Lesson 17 繰り返し計測したデータの解析

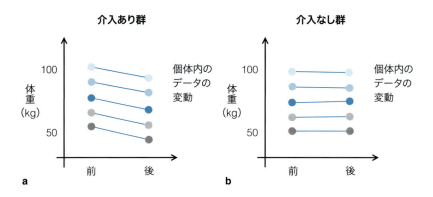

図 17-2 研究開始前と終了時で体重の変化量を独立 2 群で比べる

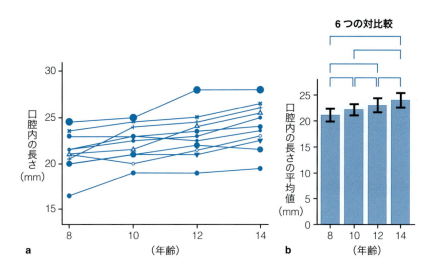

図 17-3 11 人の女の子の口腔内の長さの時間推移

かを解析しています．8歳と10歳，10歳と12歳，12歳と14歳といった，それぞれ2時点ごとの比較には対応のあるt検定が使えますが，このように検定を繰り返し行ってしまうと，Lesson 10で紹介した多重検定(差がない

201

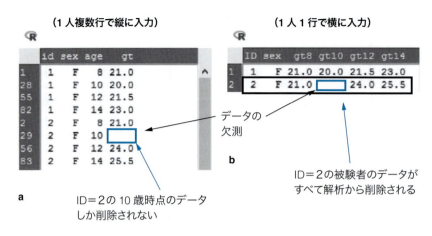

図 17-4　繰り返し計測した Excel データの入力例

のに間違って差が検出される確率が増大してしまう）の問題が起こってしまいます。Lesson 10 では，多重性の問題を防ぐために，行った検定の数をそれぞれの P 値に掛けて有意差が出にくくするボンフェローニ法を紹介しました。しかし繰り返し計測したデータは，多重性による P 値の補正を行ってしまうと P 値が必要以上に大きくなり，本当に差があっても差を検出できない 2 型エラーが増加してしまいます（その理由は p120 の高跳び選手の例で説明しています）。

　反復測定の分散分析（repeated measures ANOVA）やフリードマン検定，固定効果モデル，混合効果モデルという手法を用い，「すべての年齢におけるアウトカムの平均値（または中央値）が同じである」との帰無仮説を検定し，有意差が出た場合はボンフェローニ法などの補正は行わなくても構いません。

　次に，繰り返し計測したデータを解析で扱うときに気を付けなければならないのが，データをどのような形で Excel に入れるかということです。データの形式には 2 通りあります（図 17-4）。

　1 人 1 行で横に入力されたデータは，8 歳のときのアウトカムの値（gt 8），10 歳のときの値（gt 10），12 歳のときの値（gt 12）とそれぞれを別の変数として横に入力する方法です。対応のある t 検定や反復測定の分散分析，フリー

ドマン検定はこちらを使います。**横に入力されたデータの弱点は，1 つの変数でも欠損値があれば，その被験者すべてのデータが解析から抜かれてしまうことです。**

　完全にデータがそろった人しか解析に用いない場合は症例数の減少や，選択バイアスの問題が発生します。例えば横に入力されたデータ（図 17-4b）では，ID＝2 の人のデータはすべて解析から削除されることになります。一方，縦に入力されたデータ（図 17-4a）では，欠損している行のみが削除されることになるため，欠損のない時点のデータは解析に用いることが可能です。ID＝2 の人のデータは 10 歳時点のみが削除されますが，それ以外の時点は解析に用いることができます。

　縦に入力されたデータを用いて反復測定のデータを簡単に解析する手法に，固定効果モデルがあります。固定効果モデルは，線形回帰分析を用います。どのデータがどの被験者から来たのかを解析で考慮に入れるため，被験者 ID をカテゴリー変数（ダミー変数）とし，線形回帰の説明変数としてモデルに加える方法です。図 17-5，図 17-6 のように被験者ごとに異なる切片を設けて，アウトカムが全体的に高めの値を取る人には高めの切片，低い値を取る人には低めの切片を設けて，個人間のデータのバラつきをモデル化することによりノイズを減らせば，統計的な有意差が出やすくなります。

固定効果モデルと混合効果モデル

　固定効果モデルと類似した方法に混合効果モデルがあります。固定効果モデルでは，個々の ID に対して 1 つの切片を推計するわけですが，それでは推計するパラメータの数が増え解析結果が将来的なデータに当てはまらなくなる過適合の問題を懸念して，医療統計においては固定効果モデルより混合効果モデルが好まれます。混合効果モデルでは，ある平均値と標準偏差（SD）をもとにした正規分布に各被験者の切片が従うと仮定します。

　混合効果モデルでは，平均と SD のみを推計することで個体間のデータのバラつきをモデル化することにより，過適合を防ぐ解析が可能です。反復測定の**分散分析**は，時間の変数をカテゴリー変数としてしか解析できない制限がかかります。

　固定効果モデルや混合効果モデルは線形回帰をベースにしているので，

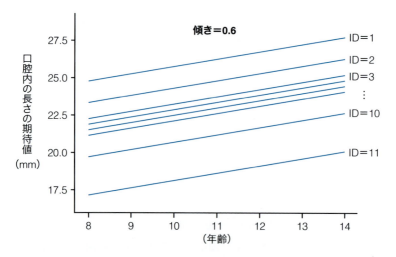

図17-5　年齢を連続変数として加えた固定効果・混合効果モデル

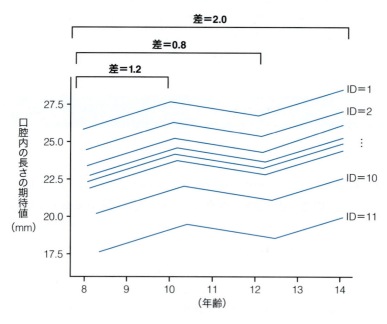

図17-6　年齢をカテゴリー変数とした固定効果・混合効果モデル

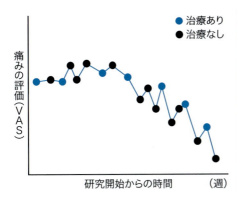

図 17-7　同じ人のなかで比較を行う自己対照の解析
自己対照とした解析は自分自身と比べられるため、差が付きやすい。

Lesson 15 で説明したように年齢などの時間の変数を連続変数として解析し年齢を連続変数としてモデルに加えると、年齢が 1 年増えたときのアウトカムの平均的な変化量を計算することも可能です（図 17-5、図 17-6）。解釈の仕方は通常の線形回帰と同じで、直線の傾きは 1 年あたりの平均的変化量を表し、年齢が 1 歳上がることに口腔内の長さが平均で XX mm 長くなると解釈します。

　混合効果モデルは線形混合モデルとして、無料の統計ソフト EZR などを用いて解析できます。同じ患者さんのなかで、時間によって治療効果がどう変わるのか、また治療を受けた場合と受けない場合とでアウトカムがどう変化するかを比べるなど、医学領域のさまざまなデータを解析できます。

　図 17-7 の例は痛みの変化を調べた結果です。痛みを毎週評価して、ある治療がその週に行われたかどうかを説明変数としてモデルに入れ、その治療が行われたときと行われなかったときとで痛みが変わるかを調べた研究です。被験者の ID を解析で考慮することで、個人によって痛みの感じ方の違いを解析し、個体間のバラつきから来るノイズをなくすことができます。そのため、少ない症例数でも統計的有意差の検出が可能です。被験者ごとの効果をパラメータとして数値化することにより、被験者内での変動に注目した解析が可能となります。被験者内での変動を解析することで、他人と比較す

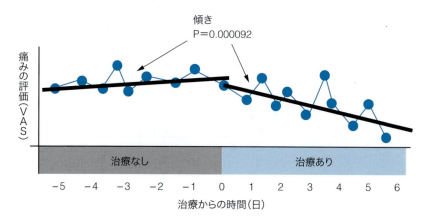

図 17-8　トレンドシフトの解析

トレンドシフトの解析によって，治療なしのときは悪化しているが治療を行うとよくなると明らかにできる。

るのではなく，同じ人の中で治療を行ったときと行わないときでどうなるかという自己を対照とした比較が可能となります。

　トレンドシフトの解析では，治療をしなければ痛みはどんどん悪くなるものの，治療をすることでよくなっているというようなアウトカムの変化（トレンド）が，治療の前後で異なることを示せます（図17-8）。治療が始まった時点を0時点として，その前後でアウトカムの時間による変化量（傾き）が異なるかを解析します。解析には時間の変数と，0時点より前（治療開始前）か後（治療開始後）かを表す変数に加え，それらの掛け算の項（インターアクションの項）をモデルに入れ，掛け算の項に統計的有意差がみられるかどうかが，トレンドシフトの検定となります。

　同一個人のデータを用いることのできる，繰り返し計測されたデータを用いることで，少ない症例でも統計的有意差が得られる解析を行うことが可能になります。EZRを用いた繰り返しデータの解析は，YouTubeでも紹介していますので，ぜひ参考にしていただければ幸いです（p223）。

Lesson 17　繰り返し計測したデータの解析

Review

- 対応のある t 検定は，同じ個人内のデータの変化量を利用することで，個体間の差によるデータのバラつきを減らし，統計的有意差が出やすくなる。
- 3 回以上繰り返し計測された連続変数の解析には，混合効果モデルや反復測定の分散分析を用いる。
- 反復測定の分散分析では，各被験者のデータを 1 行にまとめた横フォーマットを使用し，固定効果モデルや混合効果モデルでは，被験者ごとに複数行にした縦フォーマットを用いる。
- 固定効果モデルや混合効果モデルは，被験者 ID をモデルに組み込むことで，個体内の変動に焦点を当てた解析が可能である。
- 繰り返し計測されたデータを使用することで，自己対照の解析が可能となり，それによって感度の高い解析ができる。

207

Lesson

18

統計学の新たな手法
── P 値を用いないベイズ法

　皆さんは，統計に P 値は必要だと思いますか？　P 値とは，頻度主義
（frequentism）という統計学の 1 つの考え方のなかで使われる指標です。頻
度主義的統計学は，現代統計学の礎を築いたフィッシャー，ネイマン，ピア
ソンらによって 20 世紀初頭に現在の形に体系付けられました。**頻度主義と
は**，ある事象の確率は**純粋にデータ（頻度）のみにより計算されるべきもの**と
の考えかたに基づいています。

　例えばサイコロを振って 1 が出る確率は 1/6 だと考えられます。しかしこ
れは，サイコロが完璧に上下左右対称に作られているという私たちの**既成概
念**に基づいて計算されています。サイコロによっては 1 の目が出やすいよ
うな不完全な作りのものもあるはずです。そこで頻度主義者たちは，確率を
推測するときは既成概念（個人の考え・判断など）を用いるべきでない，つま
りサイコロを振って 1 が出る確率は，そのサイコロを何回も振って 1 が出
た頻度をもって計算（推計）するのが重要であると考えます。症例数は多けれ
ば多いほうがよく，症例数を限りなく増やしたときのデータの頻度をその事
象の確率と定義します。

　実際にサイコロを 600 回振ったときに，1 が 150 回出たとしましょう。こ
のサイコロで 1 が出る確率は 1/6 ではなく，1.5/6 になります。頻度主義的
統計学では仮説検定を多用します。仮説検定では，サイコロで 1 が出る確
率は 1/6 であるとの仮説を定義して，繰り返し収集したデータをもとに P 値
を計算します。Lesson 1 では P 値を間違いの確率として説明しましたが，
厳密に言うと P 値とは，「仮説が正しいときに，観察されたデータまたは観
察されたデータより仮説から離れた値を観察する確率」を指します。P 値に
ついて「観察されたデータから計算した，仮説が正しい確率」とする人をよく

209

見かけますが，それは正しくありません。頻度主義的統計学では，仮説の値はすでに確定しているのであって，確率的に計算するものではないと考えます。確率的に考えるのは私たちのデータのほうです。まず動かない仮説(考え)があって，データをたくさん集め，その仮説(考え)が正しいかどうかを一か八かでテスト(検定)します。間違っている仮説(考え)は棄却し，そうでない場合は棄却しないというやり方です。仮説が正しいときは，正しいと証明することはできません。これは新薬が既存薬と効果は同じであるという仮説を棄却できなかったからといって，同等性が示されたとは証明できないとする Lesson 2 の同等性の解析の考え方と同じです。

　一方，頻度主義に並び統計界を二分する考え方にベイズ法があります。**ベイズ法では P 値を用いません。**ベイズ法は，トーマス・ベイズによって 18 世紀にすでに提唱されていた手法で，既成概念などのデータを収集する前の事前情報をもとに確率を推測し，**新しいデータが入るたびにその確率をアップデート(更新)**する方法です。**データによって考え方を変えていけるのがベイズ法です。**

ベイズ法を用いた検査前後の確率のアップデート

　それではベイズ法を用いて，咳・熱・喉の痛みを訴えている人が新型コロナウイルス感染症(新型コロナ)に感染している確率を，データによってどうアップデートしていくのか体験してみましょう。咳・熱・喉の痛みを訴えている人があなたの診察を受けに来ました。

　患者さん「先生，私って新型コロナに感染したのでしょうか」
　あなた「(最近，新型コロナが流行っているから，この患者さんが感染している確率は 10%くらいかな)」

　検査を実施する前にあなたの心のなかで浮かんだ数字は，その日の蔓延率などから当たりをつけた確率だと思います。これが検査前確率(事前情報であり既成概念)です。次にその患者さんに PCR 検査を受けてもらいます。検査結果は陽性でした。これがデータです。この検査結果(データ)を踏まえて，あなたの頭の中の確率はアップデートされます。本当に感染していると

Lesson 18 統計学の新たな手法 — P値を用いないベイズ法

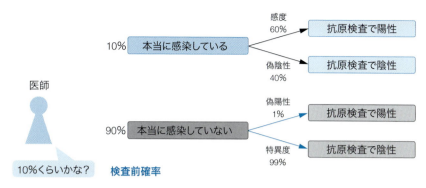

図 18-1 新型コロナに感染している検査前確率を抗原検査の例から考える

　診断するには胸部画像などで確認する必要があるので，まだ100％感染していると決まったわけではありません。ですが検査で陽性が出たとしたら，この患者さんが新型コロナである確率はかなり高くなるはずです。

　逆に検査で陰性の場合は，感染確率はかなり低くなります。検査の前にあなたの心に浮かんだ確率（既成概念をもとに推測された検査前確率）を，データによってアップデートしたことになります。

　それではここで，ベイズ法がどのようにして確率のアップデートを行っているか，新型コロナの感染例を用いて数字で見ていきましょう（図18-1）。私の場合は，濃厚接触となってすぐに咳や熱喉の痛みの症状が表れました。週末だったためとりあえず抗原検査を行いましたが，結果は陰性。月曜日に受けたPCR検査は陽性の結果でした。

　まず，抗原検査結果が陽性だった人が本当に感染している確率を計算してみます。すでに検査で陽性の人が本当に感染している確率（陽性的中率，検査後確率）は，以下の2つの事象のうち①が起こる確率です。

① 検査で陽性かつ，本当に感染している。
② 検査で陽性だったけれど，本当は感染していない。

　検査を受ける前に，医師の頭に浮かんだ予測確率は10％。これを検査前確率とします。本当に感染している人が検査陽性となる確率は感度，本当に感染していない人が検査陰性となる確率は特異度です。ここでは抗原検査の

211

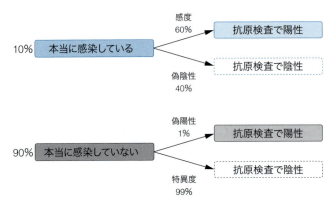

図 18-2　最初の抗原検査を行った場合に取り得る確率

感度が60％，特異度が99％とします。本当は感染していない人が検査陽性となる偽陽性の確率は，抗原検査の特異度を1から引いたものなので1％です（図18-2）。

よって，

① 抗原検査陽性で本当に新型コロナに感染している確率
　　＝0.1×0.6×100＝6％
② 抗原検査陽性で本当に新型コロナに感染していない確率
　　＝0.9×0.01×100＝0.9％

抗原検査で陽性だった人が，本当に感染している確率は上記の①＋②における①の割合なので，①÷(①＋②)＝87％と計算できます。

次に，抗原検査で陽性だった人が後にPCR検査（感度70％，特異度99％）を受けたときに本当に感染している確率を計算すると，PCR検査前に87％だった確率は以下の式の通り，PCR検査後に99.8％にまで高くなります（図18-3）。

① PCR検査陽性で本当に新型コロナに感染している確率
　　＝0.87×0.7×100＝60.9％
② PCR検査陽性で本当に新型コロナに感染していない確率
　　＝0.13×0.01×100＝0.13％

Lesson 18 統計学の新たな手法 — P 値を用いないベイズ法

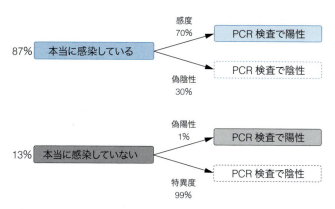

図 18-3 最初の抗原検査で陽性が出た後に PCR 検査を実施した場合に取り得る確率

PCR 検査で陽性だった人が本当に新型コロナに感染している確率は上記の①＋②における①の割合なので，
①÷(①＋②)×100 ＝ (60.9÷61.03)×100 ＝ 99.8% と計算できる。

ちなみに私の場合は抗原検査で陰性だったので，その時点での感染確率は以下の通りとなります。

(0.1×0.4)÷(0.1×0.4 ＋ 0.9×0.99)×100 ＝ 4.3%
PCR 検査は陽性だったので，PCR 検査後の感染確率は
(0.043×0.7)÷(0.043×0.7 ＋ 0.957×0.01)×100 ＝ 75.9% となりました。

上記で行った計算手法を式で表したものが「ベイズの公式」と呼ばれ，以下のように表します。

検査陽性の人が実際に感染している確率（ベイズの公式）

$$= \frac{感度 \times 事前確率}{感度 \times 事前確率 ＋ (1 - 特異度) \times (1 - 事前確率)}$$

Lesson 14 の図 14-1 では，同様の確率を頻度主義による手法（頻度法）を用

213

いて説明していますが，ベイズ法を用いると検査の感度と特異度，事前確率（この場合は蔓延率など）を用いて簡単に計算することが可能です。

　抗原検査を行う前は，実際にこの患者さんが新型コロナだろうと予想した確率は10％，抗原検査で陽性が出たらその確率が87％に高くなり，さらにPCR検査で陽性だったら99.8％になりました。何が起こったかという事実，この場合は検査結果（データ）によって，事前の考え（検査前に予測した感染確率）をアップデートするのがベイズ法の基本的な考え方です。

　この式を用いて次に，咳や熱喉の痛みなどの症状はなく，濃厚接触でもない人へのPCR検査の実施について考えてみましょう。症状や理由の何もない人が感染している確率は1％くらいだとします。この人がたまたま受けたPCR検査で陽性だったとしても，本当に感染している確率は $0.01 \times 0.7 \div (0.01 \times 0.7 + 0.99 \times 0.01) = 4.1\%$ に過ぎないのです。日本では新型コロナにおけるPCR検査は，理由がない場合には推奨されませんでした。なぜそうなのかは，偽陽性の確率がこれほど高くなってしまうため，数字を見れば明白ですね。

　計算に用いられた感度や特異度，また検査前の感染確率はその時点での日本全国の感染状況から割り出した事前情報です。事前情報を確率の計算に用いることをよしとしない頻度主義的統計学で同様の計算を行おうとすると，その都度データを集めなければならないので限界があります。

　事前情報を効率的に使い，少ないデータ数でも確率計算が可能であるベイズ法の考え方は，確率をリアルタイムに計算するニーズの高い臨床の現場に大変マッチしていると思われます。

　一方，計算が困難なこと，既成概念などの事前情報を解析に用いるとかえってバイアスが入るのではないかとの理由で頻度主義的な思想から否定的に捉えられたことなどから，ベイズ法は長い間用いられてきませんでした。ところが最近は，コンピュータの精度の向上と事前情報を解析に用いることで少ない症例数でも正確な分析が可能となり，新型コロナなどのパンデミック下でも迅速に研究を行えるなどの利点から，ベイズ法は注目を集めているのです。

Lesson 18　統計学の新たな手法 ── P値を用いないベイズ法

頻度法を用いた確率計算

　頻度法を用いて，同様の解析を行ってみましょう。頻度法は仮説ありきの考え方なので，ここでは仮説を以下のように置いてみます。

　仮説：熱・咳・喉の痛みを訴えている人が新型コロナに感染している確率は30%以上である

　頻度法では事前情報が使えないので，この確率を計算するためには多くのデータが必要です。例えば熱・咳・喉の痛みをもつ100人の被験者を集め，そのうち20人が感染していたとします。ここでP値を計算します。P値とは，「仮説が正しいときに観察されたデータがその仮説よりも離れた値を取る確率」です。P値は感染確率が30%のときに，100人中20人以下が感染する確率として計算でき，0.0165となりました。P値 < 0.05 なので，このデータをもとに，熱・咳・喉の痛みを訴えている人が新型コロナに感染している確率は30%以上であるとの仮説は棄却されます。

　頻度法を用いた場合，「仮説を棄却するか否か」になるので，この解析が示唆するのは「感染率が30%以上でない」という判断ができるだけとなり，実際の感染確率の予測はできません。100人中20人が感染していたので，データから計算した感染確率は20%，その95%信頼区間は12.7〜29.2%でした。これをもとに，「本来の感染確率は20%前後であり，95%の割合で12.7〜29.2%の区間に入ると予想できる」と思った人は，大きな間違いです。

　なぜ頻度法では，仮説を棄却すること（仮説検定）しかできず，母集団における確率そのものを計算（推計）できないのか。ベイズ法と比較するために，従来の頻度法はどういうものなのか見ていきましょう。

頻度主義では真実は1つ

　例えば，新薬と既存薬で効果を比べる場合，

　仮説：新薬と既存薬の効果に違いはない

215

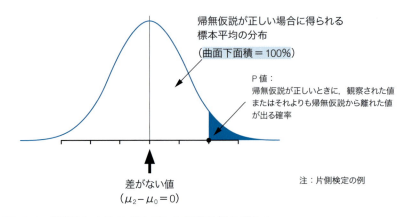

図 18-4 頻度法による P 値を用いた仮説検定の考え方

という帰無仮説を棄却することによって,「効果がないわけではない→効果がある」と結論付けます。繰り返しになりますが, P 値とは「仮説が正しいときに, 観測されたデータが仮説よりもより離れた値を取る確率」です。

例えば, 新たに開発された降圧薬の効果を既存の降圧薬の効果と比較するとします。100 人の高血圧患者さんに新薬を使用してもらい, もう 100 人に既存薬を使用してもらいます。研究終了時の血圧を比べる場合, 新薬を使用した患者さんの血圧の平均値を μ_1, 既存薬を使用した患者さんの血圧の平均値を μ_0 とすると, 帰無仮説は $\mu_1 - \mu_0 = 0$ となります。頻度主義的考え方では, 母集団における新薬の効果は一定(真実は 1 つに決まっている)であると仮定します。帰無仮説が正しい場合($\mu_1 - \mu_0 = 0$ が真実だった場合)に無数の研究者が同様の研究を繰り返すことによって, 得られた無数のデータから新薬と既存薬で無数に存在する血圧の平均値の差の分布を考えたときに, 観察された差, またはそれよりも大きな差が観察される確率(帰無仮説から離れた値)を推定します(図 18-4)。

それでは, 頻度主義的な考え方で信頼区間について考えてみましょう。

このデータから計算した新薬と既存薬の平均血圧の差の信頼区間が (2, 8) だったとします。多くの人は, この信頼区間について真の値が (2, 8) の範囲に 95 % の確率で入っていると解釈してしまいますが, これは間違いです。頻度主義的考え方では, 真の値はすでに決まっているので(真実は 1 つ), 真

の値が何であるかを確率の概念を用いて説明できないのです。（コラム，p21 参照）。

では何を確率で表すのか。それは私たちのデータのほうです。多くの研究者が同様のデータを集めて，同じように信頼区間を計算した場合，「真の平均を含むものが95%（100個のうち95個くらい）くらいはある」というのが正しい信頼区間の解釈です。何ともすっきりしない解釈ですね。以前，医学部の学生にP値とは何か，説明を求めたら「観察されたデータから割り出した帰無仮説が正しい確率」と言いかけて，友人から「違う違う，その逆でしょ」と突っ込まれていました。

一方，ベイズ法では，真の値は1つに決まらない，不確定であると考えます。例えば，新薬と既存薬を1年間服用したあとの平均血圧の差はどれくらいか皆さんが考えるときに，真実は1つでないと考えるほうが自然ではないでしょうか？　若い人ではどうか，高齢者であれば，男性では，女性では，欧米人では，アジア人では，……というように，真の値とは不確実性を含むと考えるのがベイズ流の考え方です。

ここで気づかれた人も多いと思いますが，頻度主義的考え方では，帰無仮説を棄却するかどうか(新薬と既存薬で平均血圧の差が0かどうか)しか検定できません。一方のベイズ法では，新薬と既存薬の効果がどれくらいか(平均血圧を5下げるくらい)の推計も可能とするのです。

P値のさらなる使いづらさ①　多重性の問題

P値を用いた頻度主義的考え方では，信頼区間のほかにいろいろと不便なことが起こっています。例えば，P値の多重性の問題(Lesson 10で説明した，解析を繰り返せば繰り返すほど，間違って差が出てしまう，下手な鉄砲も数撃ちゃ当たる問題)です。詳しくはLesson 10で説明していますが，臨床研究を行うときは通常，研究前に計算した症例数に到達するまで統計解析を行うことはできません。途中で何回もデータを開けて有意差がないか検定してしまうと，間違って差が出る確率が高くなってしまうからです。一方，開発のスピードを上げるために研究の途中でデータを評価する中間解析を行う場合は，間違って有意差が出ないよう，研究早期にデータを見れば見るほど有意水準をより厳しく設定し，間違って有意差が出ないように有意水準の調整

を行います(Lesson 11 を参照)。頻度法を用いるほとんどの臨床研究では，多重性の問題に対処するため研究開始前に決めた症例数に到達するまでは統計的な評価を行わないというようなルールが必要となるのです。

P 値の使いづらさ②　症例数の問題

また頻度法では，対象となる研究の外で得られたデータを解析に用いることはできないので，推定の精度を上げるため(統計的有意差を出すためには)多くの症例数を必要とします。ベイズ法では，事前情報を解析に用いることで，より少ないデータでも解析の精度を上げることが可能です(表18-1)。

サブグループ解析のように，重症者のみ，特定の遺伝子をもった人のみなどデータを細かく分割して行われる研究では，集団を限定すればするほど症例数が小さくなるため，統計的な評価が難しくなります。特定の患者さんにはこの薬が効くけれど，その他の人には効かないといった個別化医療のエビデンスには，頻度法は向かないのです。

一方ベイズ法では，以下のようなステップを用いて事前情報とデータを組み合わせ，より少ないデータ数においても解析の精度を担保した解析を行うことが可能です。

表 18-1　頻度法とベイズ法の比較

	頻度法		ベイズ法	
多重性の問題	検定を繰り返すほど有意水準を厳しく置く。通常1試験で解析は1回	✕	見れば見るほど推測の精度が増すので，試験中に何度解析しても OK	◯
症例数の問題	対象となる研究のデータしか使えないので，差を出すには症例数を大きくする必要がある	✕	研究データ以外の情報を解析に用いることができるため，症例数が少なくても精度の高い推計ができる	◯

頻度法(P 値)：当該研究で得られたデータ(頻度)しか解析に用いない。
ベイズ法：当該研究以外で得られた情報も事前情報として用いることができる。

Lesson 18　統計学の新たな手法 ― P 値を用いないベイズ法

ステップ①　動物実験や第 1 相，第 2 相試験のデータなど，事前情報から新薬と既存薬投与群の平均血圧の差を推測する。

ステップ②　臨床試験を行い，新たにデータを取得する。

ステップ③　臨床試験で得られたデータで事前情報をアップデートして，新薬と既存薬の平均血圧の差が 5 mmHg 以上である確率を計算する。

ステップ④　③の確率が 95 % 以上であれば，新薬は既存薬より平均血圧を 5 mmHg 下げる効果があるとする。

ベイズ法を用いた臨床研究事例

　最後に，実際の臨床研究にベイズ法が用いられた例を紹介します[1]。

　EUPHRATES（ユーフラテス試験）[2]は成人例の敗血症性ショック，血液中エンドトキシン活性が高値（EAA≧0.60）の成人患者さんを対象に，ポリミキシン B 血液灌流治療（PMX）の有効性を Sham の血球吸着療法と比較した，単盲検多施設無作為化比較試験です。

　主要評価項目である 28 日以内の死亡率は，全集団でリスク比＝ 1.09 で統計的有意差は確認されませんでした。一方，事後解析で多臓器不全スコア（MODS）と EAA が 0.6 〜 0.89 の重症患者さんに限定した場合，APACHE Ⅱ と平均動脈圧調整後のオッズ比＝ 0.52，95 % 信頼区間＝（0.27 〜 0.99）と PMX に有意な差が示されました。事後解析のため，この結果のエビデンスレベルを高めるためには新たに無作為化比較試験を行わなければならないと考えられましたが，EUPHRATES の試験結果をもとにこの被験者集団で新たに試験を行うには，最低でも 542 例の症例が必要と計算されました。対象疾患をもち，より重症な被験者に絞り込んで新たに試験を行うには，この症例数では難しいとの結論に至りました。そこで EUPHRATES（先行試験）の重症者データ（N ＝ 179）と TIGRIS（新試験，N ＝ 150）のデータを統合する方法が提案されましたが，先行試験の結果はすでに解析されているため，通常の方法（頻度法）では多重性の問題が起こります。多重性の問題に対処するため有意水準をより厳しく置くと，必要症例数はますます多くなってしまいます。頻度主義的統計学では，原則として過去の試験のデータと統合することはできませんが，ベイズ統計の手法を用いれば先行試験のデータを事前情報として解析に用いることが可能になります。そこで敗血症性ショックで

219

MODS≧9かつEAAが0.6～0.89の成人重症患者さんを対象とした，新たな試験が立ち上げられました。TIGRIS（新試験）：（NCT03901807，非盲検多施設無作為化比較試験）と名付けられ，必要症例数はPMX群100例，標準治療群50人として現在米国で施行されています。

　研究者のなかには，P値が5％を下回らないと治療の効果はなしとするような極端なP値至上主義を論じる人が多くいますが，P値は数ある統計手法の中の1つの手法に過ぎず，P値の特徴や限界に留意して，より柔軟にデータを読み解くことが重要です。

コラム

新型コロナウイルス感染症ワクチン開発で用いられたベイズ法

　新型コロナウイルス感染症ワクチンの開発時に行われた第3相試験では，モデルナ社とファイザー社が異なる手法を用いて必要な症例数を計算しました。モデルナ社は伝統的な頻度主義的手法を，ファイザー社はベイズ法を採用しました。

　ファイザー社が採用したベイズ法では，実際に観察されたデータで感染率の減少が60％以上である場合に，90％以上の確率で「母集団において感染率の減少が30％を超える」と結論付けるために必要な症例数を計算しました。つまり，得られたデータからそのような結論に達する可能性をもとに症例数を決定したのです。

　一方，モデルナ社が用いた頻度主義的手法では，「母集団でワクチン接種による感染率の減少が30％未満である」という仮説が真実だとした場合に，実際に観察されたデータで感染率の減少が60％またはそれ以上である確率（P値）が5％未満となるために必要な症例数を計算しています。これは，「偶然でない」と結論付けるための症例数を計算したことになります。

　このように，どちらの手法も一見似たような目的で症例数を決定していますが，確率の考え方が異なるため，アプローチが全く違います。どちらの手法も大切ですが，この違いを理解しておくと，ベイズ法と従来の頻度論的アプローチとの違いがより明確になると思います。

Lesson 18　統計学の新たな手法 ― P 値を用いないベイズ法

Review

- P 値は，頻度主義的統計学で使用される概念であり，先入観を排除し，収集されたデータに基づいて確率を計算する。
- 一方で，ベイズ法は頻度法とは異なり，既存の知識や事前情報を解析に活用する考え方である。
- ベイズ法では，まず事前情報をもとに，データを取得するたびに確率を更新していく。
- 頻度主義的統計学では，真実は 1 つであると考えるが，ベイズ法では真実にも不確実性が存在するという前提に基づくので，確率の考え方が理解しやすい。
- ベイズ法では事前情報を活用することで，症例数が少なくても精度の高い解析が可能となることや，多重性の問題が生じないため，研究の途中で解析を行うことも可能であるなど大きな利点がある。

参考文献

1) Tomlinson G, et al : Bayesian methods: a potential path forward for sepsis trials. Crit Care 27 : 432, 2023【PMID】37940985
2) Dellinger RP, et al : Effect of Targeted Polymyxin B Hemoperfusion on 28-Day Mortality in Patients With Septic Shock and Elevated Endotoxin Level: The EUPHRATES Randomized Clinical Trial. JAMA 320 : 1455−1463, 2018【PMID】30304428

221

YouTube 動画リスト

　医療統計に関する理解を促進するものとして，新谷歩先生の YouTube チャンネルの動画を掲載します．ぜひ併せてご覧ください．

新谷歩先生の YouTube チャンネル（Ayumi Shintani）

・QR コードから新谷歩先生の YouTube 動画にアクセスできます．
・動画は予告なく配信停止・修正となることがあります．
・動画の内容について，弊社が関与するものではありません．
・動画再生の際の通信料はお客様のご負担となります．

Lesson 1　統計の基礎知識 ― 統計って何だろう

記述統計量	P 値とは
研究デザイン(1)．PECO を極める	データ入力の仕方
EZR にデータを読み込む 背景表を自動で作成	データセットのつくり方
データの記述	仮説検定

Lesson 2　同等性・非劣性の解析

クロスオーバー試験(4) 生物学的同等性試験	同等性と非劣性の解析

Lesson 3　グラフの読み方・使い方

EZR の使い方 グラフを作成する	EZR の使い方 新たな変数を作成する

Lesson 4　単変量統計検定の選び方

統計検定の選び方 前半

統計検定の選び方 後半

統計テストの選び方

Lesson5　リスク比，オッズ比，レート

リスクとは

オッズ比って何？

オッズ比における交絡

オッズ比における交互作用

オッズ比における交絡とインターアクションの解析

Lesson 6　生存時間解析

1.1　生存率解析 基本的考え方(1)
時間で変わるリスク，割合・レート・カプランマイヤー法

1.2　生存率解析基本的考え方(2)
カプランマイヤー図の計算法

1.3　EZR を用いたカプランマイヤー曲線の描き方

1.4　EZR を用いて 3 群(以上)の生存率を計算する

1.5　RCT のクロスオーバーについての生存率解析手法

1.6　RCT において複合エンドポイントを生存率解析でどう扱うか

2.1　Cox 比例ハザード回帰(基本コンセプト)

2.2　EZR で Cox 比例ハザード回帰を行う

2.3　EZR で Cox 比例ハザード回帰でインターアクションを検定する

2.4　EZR で 3 群以上の群間差を Cox 比例ハザード回帰で比べる

2.5 Cox 比例ハザード回帰を R で行う	2.6 Cox 回帰の比例ハザード性
2.7 Cox 回帰で比例ハザード性が成り立たない場合の解析法	2.8 ランドマーク解析を Cox 回帰で行う
Cox with time dependent covariates with EZR	生存時間解析 カプランマイヤー曲線
生存時間解析② ハザードとは	Editing KM graph on EZR

Lesson 7　交絡と多変量解析

研究デザイン(8) 第3の因子　交絡因子	オッズ比における交絡
線形回帰(10) 多変量解析の使い方	線形回帰(11) 交絡とは
線形回帰(12)　層別解析と多変量回帰で交絡を調整する	線形回帰(13)　調整後の回帰係数を用いて交絡の有無を見分ける方法

Lesson 8　交絡と傾向スコア

EZR を用いた傾向スコアマッチング	Inverse Probability of Treatment Weighting Part1 Computing Propensity Score
Inverse Probability of Treatment Weighting Part 2 concept of IPTW	Inverse Probability of Treatment Weight Part 3 computing inverse probabity of treatment weights
Inverse Probability of Treatment Weighting Part 4 assessing baseline balance with weighted dataset	Inverse Probability of Treatment Weight. Part 5 Outcome analysis
Propensity Score with Missing Data Imputation	

Lesson 9　症例数とパワー計算

EZRで症例数計算

Lesson 10　多重検定

P値の多重性の問題

1.1　多重検定の問題(基本コンセプト)

1.2　多重検定の問題(Bonferroni)

1.3　多重検定の問題（Bonferroni以外の方法）

1.4　多重検定の調整 Rを用いてP値を調整する

1.5　多重検定の調整 ANOVAコンセプト

1.6　EZRを用いたANOVAの解析 Part1

1.7　EZRを用いたANOVAの解析 Part2

Lesson 12　無作為化比較試験(RCT)におけるデータ解析

癌領域グローバルRCT統計手法を紐解く(Part 1)

癌領域グローバルRCT統計手法を紐解く(Part 2)

癌領域の統計解析　Part 3

研究デザイン(4)　研究の科学性　無作為化試験

9.1　RCTの背景因子を解析で調整すべきか

9.2　RCTにおける背景データを解析でどう扱うか

9.3　RCTのアウトカム変数のベースライン値を補正すべきか(連続変数の場合)

9.4　RCTの背景データについてFDAの見解

9.5　2値のアウトカム変数のRCTで背景因子を調整すべきか(オッズ比のUncollapsability)

Lesson 13　インターアクション（交互作用）

研究デザイン(10)
第3の因子　効果修飾因子

2.3　EZRでCox比例ハザード回帰でインターアクションを検定する

大規模無作為化臨床試験におけるサブグループ解析の留意点

オッズ比における交互作用

Lesson 14　感度・特異度

10.1　予測の解析を用いた研究例

10.2　予測の解析は予測確率に注目し結果の検証の必要がある

10.3　EZRで学習用データと検証用データを作成し，予測モデルを構築する

10.4　EZRとRで予測モデルを検証し，ROCカリブレーション図をかく

10.5　EZRとRでブートストラップによる予測モデルの検証，ROCカリブレーション図を描く

10.6　EZRで二つのROCの曲面下面積AUCを比べる　臨床研究事例

10.7　NRI，IDI，リカリブレーション ICU入室後の尿中NGALでAKIの発症を予測する研究例

10.8　EZRを用いて，二つのROCの曲面下面積AUCを比べる

Lesson 15　回帰分析のメカニズム

ピアソンの相関係数

統計検定と回帰分析の関連

線形回帰(1)　最小二乗法の説明，EZRで線形回帰を行う

線形回帰(2)　モデルの仮定条件とデータの変換

線形回帰(3)　アウトカムの対数変換

線形回帰(4)　ピアソンの相関係数と線形回帰

線形回帰(5)　分散分析と線形回帰　Part1

線形回帰(6)　分散分析と線形回帰　Part2

線形回帰（7）
t 検定と回帰分析の関連性

線形回帰（10）
多変量解析の使い方

線形回帰（11）
交絡とは

線形回帰（12）　層別解析と多変量回帰で交絡を調整する

線形回帰（13）　調整後の回帰係数を用いて交絡の有無を見分ける方法

Lesson 16　欠損値の問題

8.1　欠損値を無視した解析の問題点　パート1

8.2　NEJM の欠損値データのチェックリスト

8.3　欠損データの種類

8.4　欠損の種類と各補完法の問題点　パート1

8.5　欠損値の多重補完法とは

8.6　rms を用いた欠損データの多重補完　Multiple Imputation

Lesson 17　繰り返し計測したデータの解析

5.1　繰り返し計測されたデータの統計解析手法　対応のある t 検定

5.2　Wilcoxon 符号付順位和検定

5.3　フリードマン検定

5.4　McNemar 検定―繰り返し測定された2値データを比べる

5.5　反復測定の ANOVA

5.6　混合効果モデル

6.1　混合効果モデル　連続変数かカテゴリ変数か

6.2　混合効果モデルのメカニズム

6.3　混合効果モデル独立2群間の傾きを比べる

6.4　混合効果とはそもそも何か

YouTube 動画リスト

6.5　変量効果の例	6.6　混合効果モデルを用いた 　　臨床試験の例
6.7　混合効果モデル 　　自己を対照とした解析	7.1　一般化推定方程式とは
7.2　一般化推定方程式を用いて繰り返 し計測された2値変数を解析する パート1	7.3　一般化推定方程式を用いて繰り返 し計測された2値変数を解析する パート2
7.4　一般化推定方程式, GEE のメカニ ズム　パート1	7.5　一般化推定方程式のメカニズム パート2
7.6　GEE を用いてクロスオーバー試験 を解析する　パート1	7.7　GEE を用いてクロスオーバー試験 を解析する　パート2
7.8　GEE を用いてクロスオーバー試験 を解析する　パート3	7.9　rms を用いて繰り返し計測された データで非線形性を考慮した解析(非 線形回帰)をする

229

索引

太字は主要説明箇所を示す

数字・欧文

数字・ギリシャ

1型エラー **106**, 134
2型エラー　105
2値変数　55
2値ロジスティック回帰　91
95％信頼区間　13
αエラー　109

Ⓐ〜Ⓗ

analysis of variance（ANOVA）
　　57, 124, **126**
area under the curve（AUC/C インデックス）
　　167
average treatment effect（ATE）法　102
　――, 傾向スコア逆確率重み法の　101
average treatment effect on the treated（ATT）
　法　102
　――, 傾向スコア逆確率重み法の　101
Benjamini & Hochberg（BH）法　127
Bonferroni 法　121, **125**
calibration プロット　169
censor　75
confidence interval（CI）　13
consolidated standards of reporting trials
　（CONSORT）　26
CONSORT 声明　**26**, 104
descriptive statistics　10
Dunnet 法　125
effect modification　184
　――, インターアクションとしての　150
Excel 入力　1
EZR　108
false discovery rate（FDR）法　127
frequentism　209
Haybittle-Peto 法　136

Holm 法　126

Ⓘ〜Ⓞ

incidence rate　61
informative なエラー　188
inter-quartile range（IQR）　8
Lan-DeMets 法　137
missing at random（MAR）　193
missing completely at random（MCAR）
　　192
missing not at random（MNAR）　193
multiple imputation　195
net reclassification improvement（NRI）
　　171
non-informative なエラー　188
number needed to treat（NNT）　64
O'Brien-Fleming 法　124, **136**
overfitting　94

Ⓟ〜Ⓥ

P 値　**15**, 215
　―― の補正　121
P 値至上主義　117
personalized medicine　151
Peto 法　136
Pocock 法　136
prevalence rate　61
quasi randomization　98
R（統計ソフト）　108
randomized controlled trial（RCT）　141
receiver operating characteristic（ROC）曲線
　　166
reclassification 法　171
repeated measures ANOVA　202
restricted mean survival time（RMST）　79
single imputation　194
standard deviation（SD）　**3**, 108
standard error（SE）　10

索引

statistical inference　10
verification bias　164

和文

あ 行

インターアクション　149
　── の解析　184
　── の検定　152
打ち切りされたデータ　**75**, 77
エラー
　──, informative な　188
　──, non-informative な　188
エラーバー　**35**, 38
オッズ比　65
　──, ケースコントロール研究の　69
　──, コホート研究の　69
オブライエン–フレミング法　124, **136**

か 行

回帰分析　**87**, 88, 182
　── 手法の選択方法　89
回帰モデル　88
解析のパワー　105
確率打ち切り法　138
片側検定　109, **111**
　──, 非劣性の証明の場合　112
カットオフ値　167
カット値　106
過適合　**94**, 203
カテゴリー変数　55
カプランマイヤー曲線　73
　── におけるパラメータ　78
感度　**159**, 211
疑似の無作為化　98
記述統計　10
偽発見率法　127
帰無仮説　**14**, 143
　── の棄却　14
逆効果　138

薬の効果　108
繰り返し計測したデータの解析　199
グループ逐次デザイン　137
グローバル検定　124
傾向スコア　97
傾向スコア逆確率重み法　99
傾向スコアマッチング　100
ケースワイズデリーション　189
ゲートキーピング法　130
欠損値
　──, 多変量解析による　189
　── の問題　187
欠損値補完　190
決定係数　179
研究目的, 症例数　105
検査後の病気のリスク　160
検査前確率　210
検査前の病気のリスク　160
検出力　105
検証バイアス　164
効果修飾　184
交互作用　149
較正プロット　169
交絡　181
　── の調整, 回帰分析による　87
交絡因子　85
コックス比例ハザード回帰　**81**, 91
固定効果モデル　203
個別化医療　151
混合効果モデル　203
コンプリートケース解析　189

さ 行

差　64
　── をみる　49
最小 2 乗直線　175
残差の分布　91
自己対照の解析　205
事後リスク　160
事前リスク　160
四分位範囲　8

231

順序変数　55
順序ロジスティック回帰　91
情報エラー　187
症例数　104
　── の問題，頻度法による　218
信頼区間　**13**, 19
　──，頻度主義的な　216
スチューデントのt検定　177, **199**
正規分布　**6**, 55
　── に従わないとき　57
制限付き平均生存時間　79
生存時間解析　73
生存時間平均値　79
説明変数　92
線形回帰　91, **175**, 179, 203
選択バイアス　191
相関をみる　49
相互作用　149
層別解析　182

た 行

対応のあるt検定　200
ダイナマイトプロット　38
多項ロジスティック回帰　91
多重検定　123
　── の補正　121
　── の問題　120
多重性の問題，頻度法による　217
多重補完法　164, **195**
ダネット法　125
多変量回帰分析　164, **181**
　── を用いた，診断検査の有効性　165
多変量解析，症例数　116
単一補完法　194
単変量統計検定　45
中央値　7
中間解析　133
中心極限定理　11
調整　145
　──，無作為化比較試験における　145
治療必要数　64

データドレッジング　129
データの欠損　187
統計検定　45
統計手法を選択する
　6つのチェックポイント　50
統計的推定　10
統計的な有意差　112
同等性　26
　── の許容範囲　25
　── の検証　19
同等性マージン　25
特異度　**159**, 211
ドットプロット　39
トレンドシフトの解析　206

な 行・は 行

ノンパラメトリック検定　56
パーセンタイル　39
バイアス　85
バイオクリープ　27
曝露因子　92
箱ひげ図　39
ハザード比　79
外れ値　**5**, 7
発生率　61
パラメトリック検定　56
反復測定の分散分析　202
比　64
ピアソンの相関係数　177
ピアソンの相関検定　177
非正規分布　8
標準誤差　3, **10**
標準偏差　**3**, 37, 108
比例ハザード性　81
非劣性試験　25
非劣性マージン　27
頻度主義　209
頻度主義的手法　220
頻度法　215
フィッシャーの正確検定　22
フィッシング　129

フリードマン検定　202
分散分析　57, 124, **126**
　——, 反復測定の　203
分析感度の問題　27
ベイズの公式　213
ベイズ法　**210**, 220
ベースライン値, アウトカムの　145
ペト法　136
棒グラフ　35
補完法
　——, 回帰分析による　194
　——, 平均値による　194
ポコック法　136
補正
　——, 多重検定の　**121**, 129
　——, 有意水準の　121
補正法　125
ホルム法　126
ボンフェローニ法　121, **125**

ま行

マッチング　97
マッチング法　87
見過ぎによる出過ぎ　**94**, 120
　——, 中間解析における　135
見せかけの相関　85
無益性　138
無作為　144
無作為化比較試験　4, 85, **141**
　——, 長期の　133

名義変数　55
メジアン　7

や行

有意差　112
有意水準　106
　—— の補正　121
優越性　24
優越性試験　28
有効性　137
有病率　61
優劣性　112
陽性的中度　160

ら行・わ行

ラン–デメッツ法　137
リスク差　64
リスク比　61
両側検定　109, **112**
臨床研究法　141
臨床試験報告に関する統合基準　26
臨床的な有意差　112
累積生存率　75
累積発症割合　62
レート　62
連続変数　55
ロバスト分散法　101
割合とオッズ　65
割合とレート　62